뇌 훈련·간병 예방에 도움되는

쉬운 색칠 그림

봄에서 여름을 수놓는 꽃 편

YASASHII NURIE HARU KARA NATSU WO IRODORU HANA HEN
Supervised by Kikunori Shinohara, Illustrated by Takeemon Sato, Keiko Makino
Copyright © SEKAIBUNKA HOLDINGS INC., 2020
Originally published in Japan by SEKAIBUNKA HOLDINGS INC.
Korean translation rights arranged with SEKAIBUNKA Publishing Inc.
through Japan UNI Agency, Inc., Tokyo and Tony International, Seoul

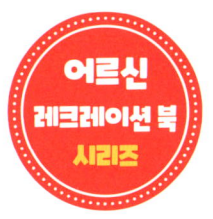

뇌 훈련·간병 예방에 도움되는

쉬운 색칠 그림

봄에서 여름을 수놓는 꽃 편

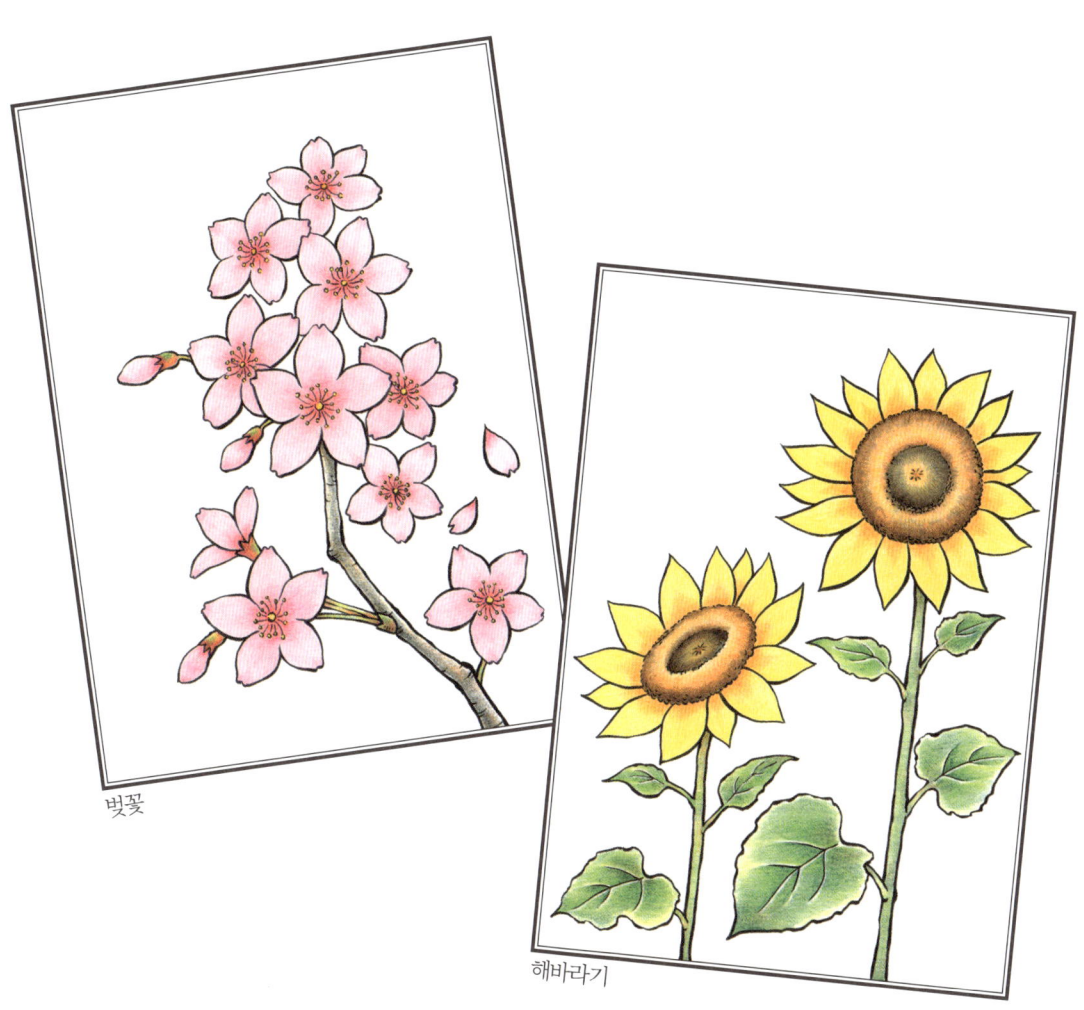

그림 색칠하기는 뇌를 활성화시킨다!

인간의 뇌는 나이와 상관없이 계속 성장할 수 있다는 것을 아십니까? 뇌를 단련시키면 더욱 활성화되고 그 기능이 좋아진다는 것은 이미 뇌 과학에서 증명되었습니다. 뇌 신경과학과 응용 건강과학에 해박한 시노하라 교수는 이렇게 말합니다.

■ 나이와 함께 향상되는 뇌가 있다!

'나이를 먹으면 뇌는 쇠퇴한다'고 생각하십니까? 하지만 나이를 먹을수록 좋아지는 뇌 부분도 있습니다. 지혜나 지식, 경험은 나이를 먹을수록 축적됩니다. 따라서 업무를 관리하고 사람을 다루는 능력은 나이를 먹을수록 향상됩니다.
기억력을 예로 들면, 새로 배운 것을 기억해내는 힘은 나이를 먹으면 저하됩니다. 하지만 기억한 것을 선택지 중에 고르는 힘은 젊은이나 고령자나 차이가 없습니다.
뇌는 몇 살이 되었든 성장합니다. 생각이 안 날 때 나이를 탓하며 포기하지 말고, 기억력은 좋아질 수 있다고 스스로 응원하고 노력해 봅시다.

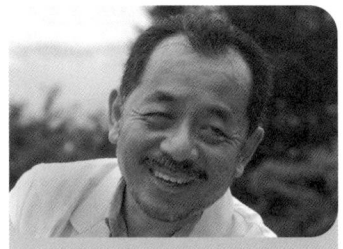

시노하라 키쿠노리(篠原菊紀)

- 스와 이과대학(公立諏訪東京理科大學) 정보응용공학과 교수
- 나가노현 치노시(茅野市) 출신. 도쿄대, 동대학원 교육학연구과 수료
- 어린이부터 고령자를 대상으로 뇌 훈련, 공부법, 인지기능 저하 예방, 업무능력 향상에 관해 저술 및 교재를 개발함.
- 저서 : 〈1일 10분! 성인 뇌 훈련 명작 따라 그리기〉, 〈뇌 활성화 드릴〉 시리즈, 〈바로 하는 뇌로 바꾸는 37가지 습관〉 등

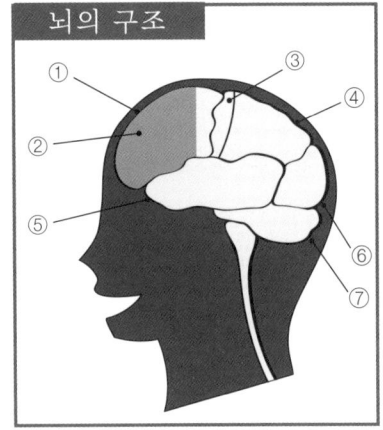

뇌의 구조

■ 뇌를 활기 있게 하는 네 가지 방법

① 머리를 제대로 사용한다 : 기억이나 정보를 일시적으로 유지하면서 어떤 작업을 행하는 워킹메모리(working memory)라는 기능을 훈련시키는 것이 중요합니다. 고령자라도 이 기능을 향상시키면 뇌의 힘을 전반적으로 키울 수 있습니다.

② 몸을 제대로 움직인다 : 유산소 운동이나 근육 운동을 늘립니다. 집에서 운동(근육 운동뿐 아니라 가사 포함)을 많이 하는 사람은 알츠하이머병에 잘 걸리지 않는다는 연구 결과도 있습니다.

③ 식사에 신경을 쓴다 : 생활습관병을 예방하고 치료하는데 효과적인 식사가 뇌를 지키고 훈련시키는 데 도움이 됩니다. 생선·야채·닭고기·과일 등을 많이 섭취하고 지방이 많은 음식은 자제하도록 합니다.

④ 사람들과 적극적으로 관계를 유지한다 : 사람과의 관계가 뇌를 지켜줍니다. 혼자 숨어 있지 말고 적극적으로 밖으로 나갑시다.

■ 그림 색칠하기로 뇌를 훈련시키자!

그림 색칠하기는 모양과 색상 등을 식별하는 후두엽을 활성화시킵니다. 그리고 그림 색칠하기에 동반되는 작업은 신체 컨트롤을 관장하는 선조체(線條體)와 소뇌 그리고 운동야(運動野)와 전두엽 등에 분포하는 계통을 단련시킵니다. 최근 연구에 따르면 뭔가 하려는 의욕은 선조체에 자리하고 있다는 것이 밝혀졌습니다. 뇌의 이 부분을 단련시키는 일은 능력을 높이는 것뿐만 아니라 의욕을 끌어모으는 것이 됩니다. 그림 색칠하기 작업을 통하여 뇌를 제대로 사용하고 이를 지속하는 것도 중요하며 뇌에 긍정적인 효과를 촉진합니다.

뇌의 기능

① 전두엽 : 사고·운동·언어를 담당한다.

② 전두전야(前頭前野) : 전두엽에 있는 부분으로 생각하는 일, 커뮤니케이션이나 감정 조절, 의사 결정, 행동의 억제, 주의나 의식을 관장한다. 퍼즐이나 그림 색칠하기 등을 하면 특히 활성화된다.

③ 체성감각야(體性感覺野) : 피부, 운동, 평형 감각을 담당하는 곳이다.

④ 두정엽 : 손발의 지각, 움직임의 지각, 계산을 할 때 작용한다.

⑤ 측두엽 : 청각, 인식, 의미·언어를 듣고 분간한다. 글자나 언어를 사용한 퀴즈로 언어 영역이 자극받는다.

⑥ 후두엽 : 시각, 이미지를 인식한다. 그림이나 도형을 주의 깊게 관찰하면 자극받는다.

⑦ 소뇌 : 운동 조절, 언어나 사고 등의 지적인 처리 작업에서 중요한 역할을 수행한다.

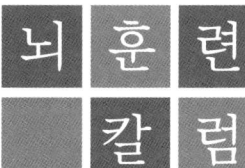

뇌에 관련된 이야기
- 시노하라 교수

남편에게 배려심을 기대한다면?

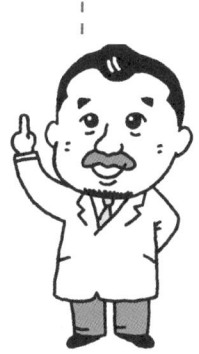

남편과의 커뮤니케이션 때문에 근심하는 부인들이 많은데, 얼마 전 모 방송국에서 "제멋대로인 남편에게 배려심을 갖게 하려면 어떻게 해야 좋을까요?" 라는 고민 상담이 들어왔습니다. 이 문제를 뇌 과학 측면에서 생각해 보겠습니다.

한 연구에서 배려, 협조성, 조화성에 관해 30~50%가 유전적으로 결정되며 가정환경의 영향은 별로 받지 않는다고 설명하고 있습니다. 따라서 제멋대로인 남편을 키워준 시어머니를 원망해 본들 소용이 없고 과학적으로도 맞지 않습니다. 나머지 50~70%를 차지하는 가정 외의 비공유 환경이 강하게 작용하여 극적인 변화를 기대하는 것도 현실성이 없습니다.

그러면 어찌해야 할까요? 유감스럽지만 남편보다 배려심이 있는 부인측에서 높은 협조성과 조화성, 배려심을 발휘하여, 남편의 말이나 태도 저변에 있는 애정과 배려를 찾아내는 수밖에는 해결책이 없습니다. "나는 여행이 내키지 않으니 혼자 다녀와." 이 말은 '여행지에서 불쾌한 모습을 보이는 것은 아내에게 미안하다. 혼자 마음대로 즐기고 오면 좋겠다'라고 해석하세요. 음식이 맛있다고 말해 준 적 없는 남편은 '요리해 준 아내에게 맛없다는 얘기는 하지 않는 남편'의 배려심으로 해석하면 됩니다.

이런 식으로 남편의 보이지 않는 배려심을 찾아내어 평가를 바꿈으로써 남편의 배려심이 좋아지는 기적이 생길 수도 있습니다. 결국 자신의 뇌를 어떻게 사용하느냐에 따라, 상대의 말과 행동을 받아들이는 방식이 달라질 수 있습니다. 교육으로 상대를 바꿔볼 생각은 일찌감치 버리는 게 좋습니다.

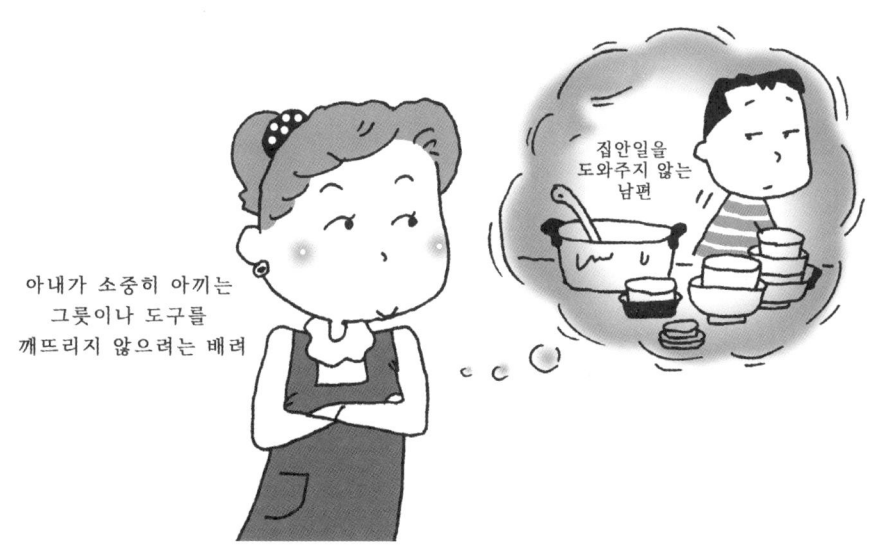

이 책의 특징

그림에 단지 색칠만 하는 것이 아니라 계절마다의 꽃을 즐기며 정경을 떠올리면서 색칠을 합시다. 이 책에는 뇌를 활성화시키는 다양한 장치가 숨어 있습니다.

 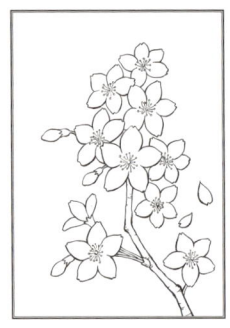

그림 색칠하기

- 마음에 드는 그림을 골라 색칠을 해 보세요.
- 봄·여름 개화 순서로 나오므로 처음부터 색칠을 해도 좋습니다.
- 복사해서 사용하면 여러 번 사용할 수 있습니다. 완성한 날짜와 이름을 적어놓으면 기념이 됩니다.

 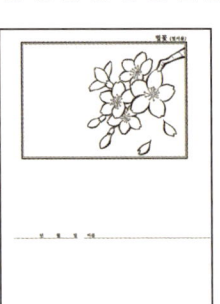

그림엽서 색칠하기

- 색칠을 하면 그대로 그림엽서가 되는 사이즈입니다. 짧은 글을 적어봅시다.

 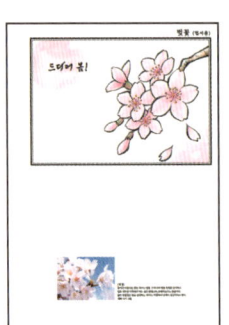

꽃 사진과 특징

- 해설과 사진을 첨부했고 꽃의 특징과 개화 시기, 읽을거리가 있어서 더욱 즐겁게 색칠할 수 있습니다.

 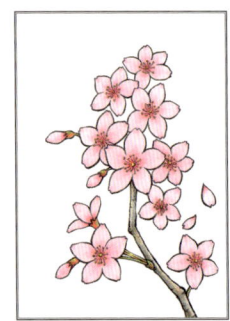

채색 견본

- 견본을 보고 똑같이 색칠하는 작업은 동시에 세부적으로 주의를 기울이므로 뇌가 활성화된다고 합니다. 견본을 보면서 색칠해 봅시다. 물론 자기만의 색깔로 칠해도 됩니다.
- 손쉽게 세밀한 부분도 칠하기 위해서 색연필을 권합니다. 이 책에서는 24색 색연필을 사용했습니다. 여러 가지 도구로 색칠하는 방법을 즐겨보십시오.

목 차

감수자의 말 ·4

뇌에 관련된 이야기 ·5

이 책의 특징 ·6

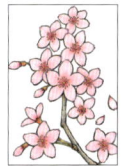 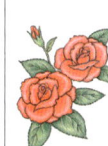 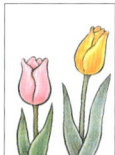 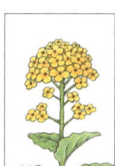 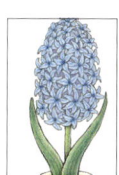 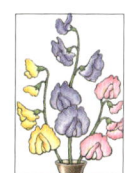 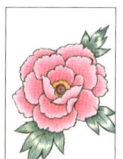

벗꽃	장미	튤립	유채꽃	히아신스	스위트피	모란
·	·	·	·	·	·	·
8	12	16	20	24	28	32

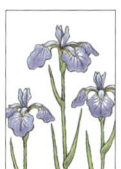 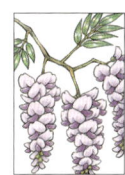 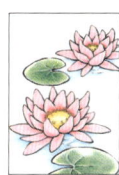 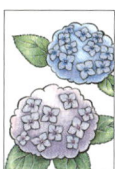 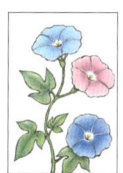 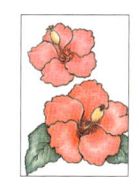 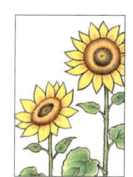

붓꽃	등나무	수련	수국	나팔꽃	히비스커스	해바라기
·	·	·	·	·	·	·
36	40	44	48	52	56	60

그림편지 ·64

캘린더 ·65

벚꽃

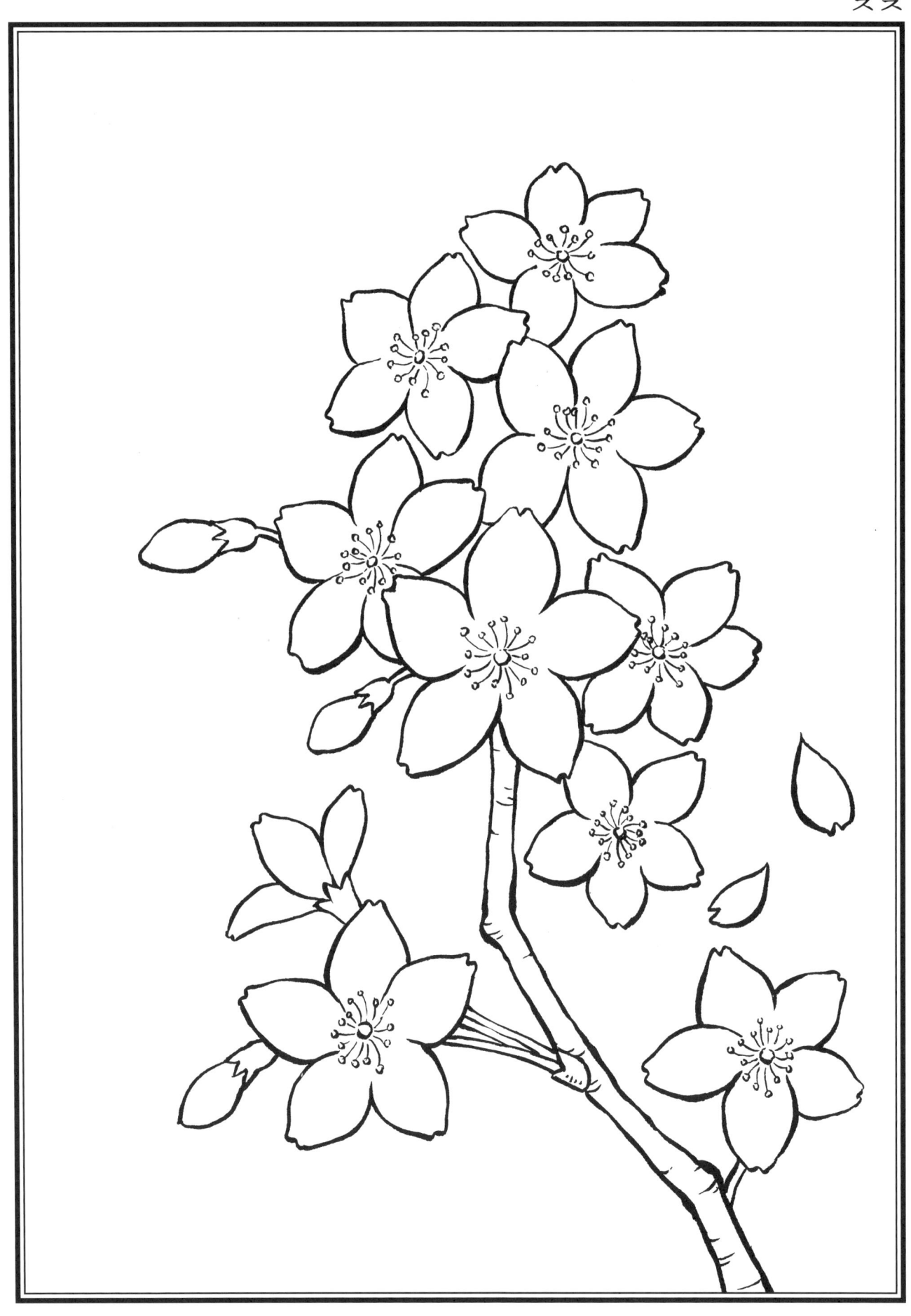

년   월   일   이름

벚꽃 (엽서용)

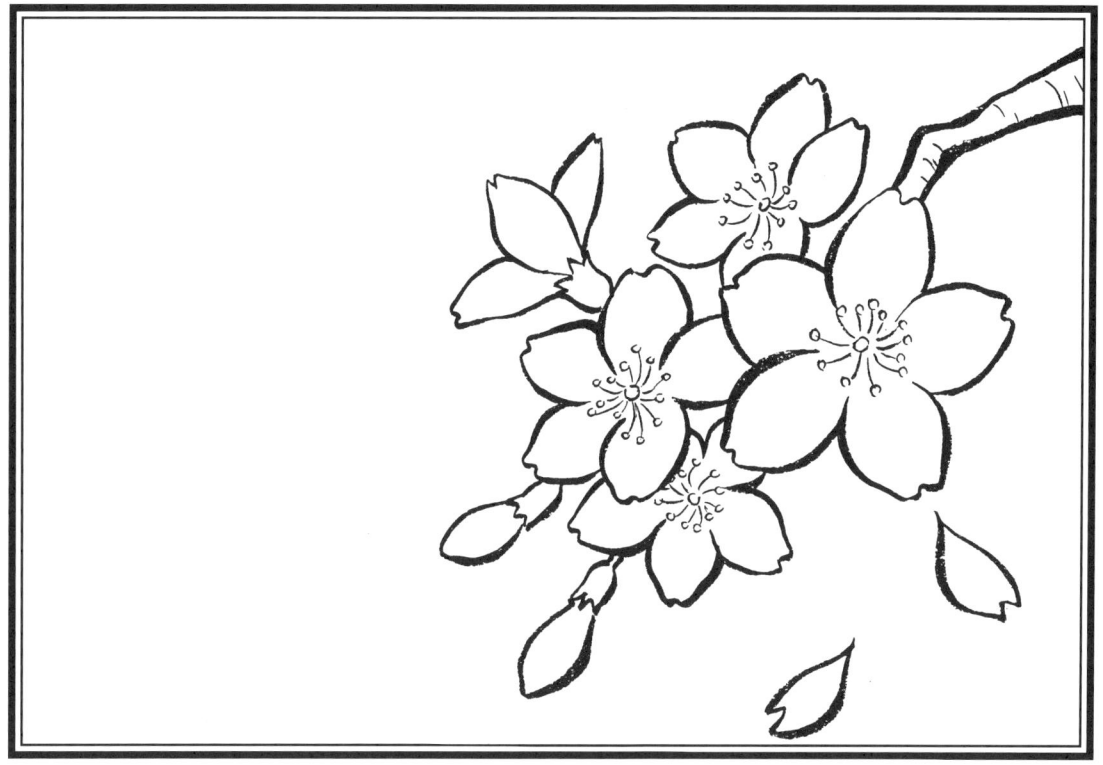

년   월   일   이름

벚꽃

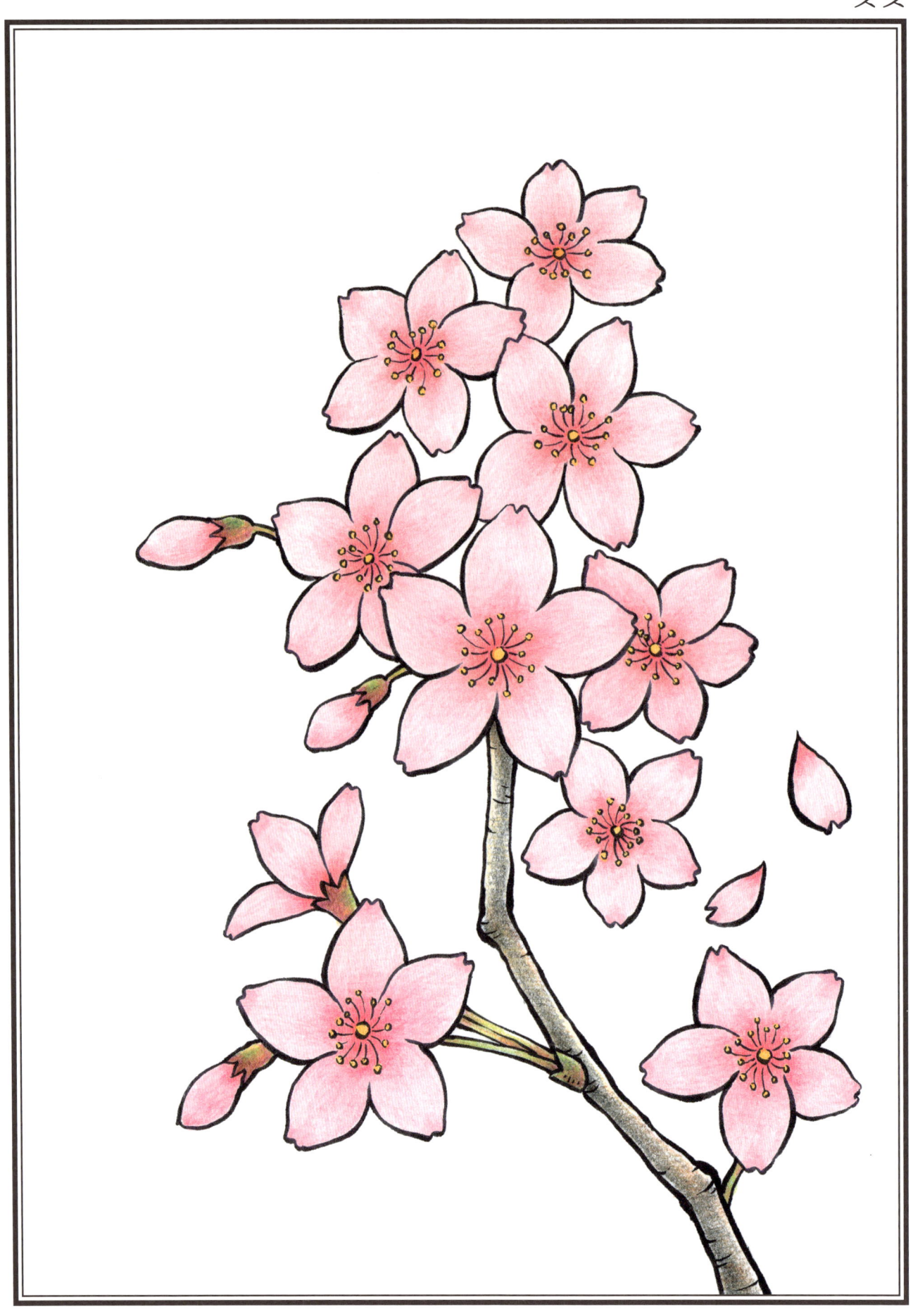

년 월 일 이름

벚꽃 (엽서용)

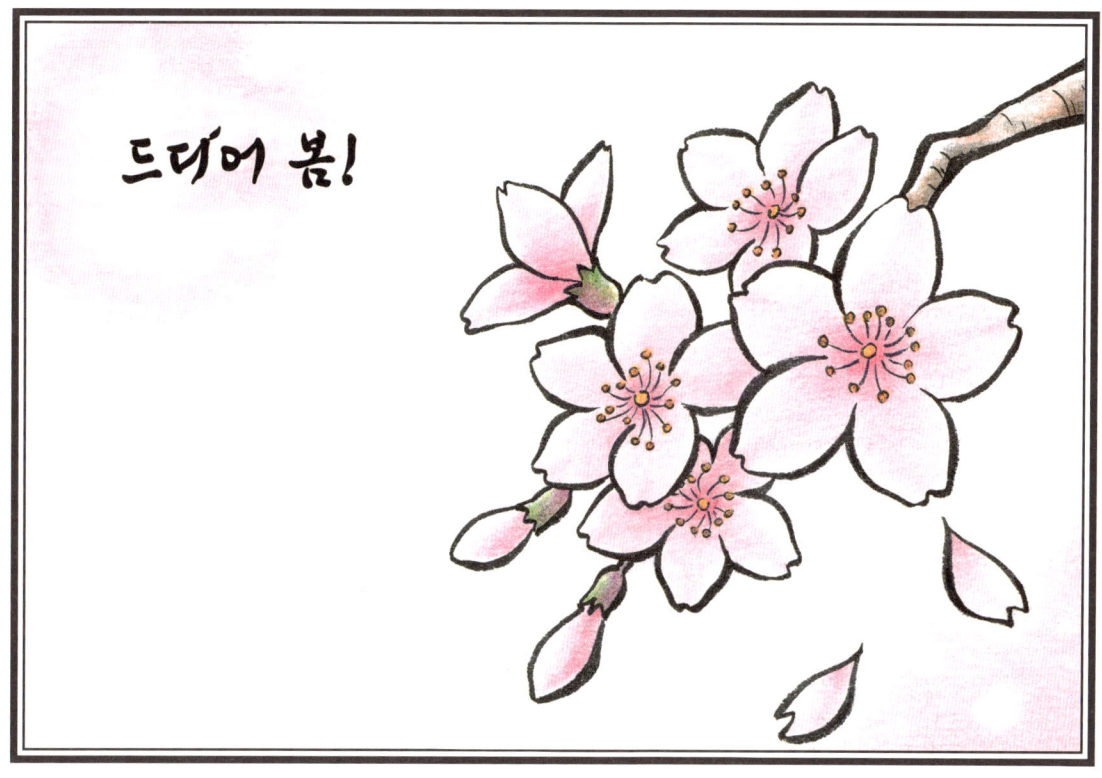

드디어 봄!

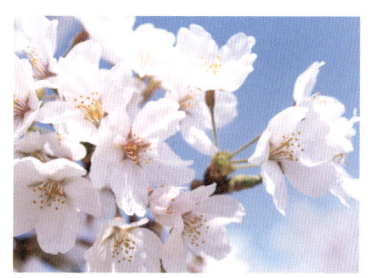

벚꽃
봄이 되면 아름다운 꽃을 피우는 벚꽃. 우리나라 벚꽃 축제를 장식하고 일본 대부분 지역에서 피는 것은 왕벚나무, 소메이 요시노 품종이다. 엷은 분홍빛은 봄을 상징하는 색이다. 히말라야 산맥이 원산지라고 한다.
개화 시기: 4월

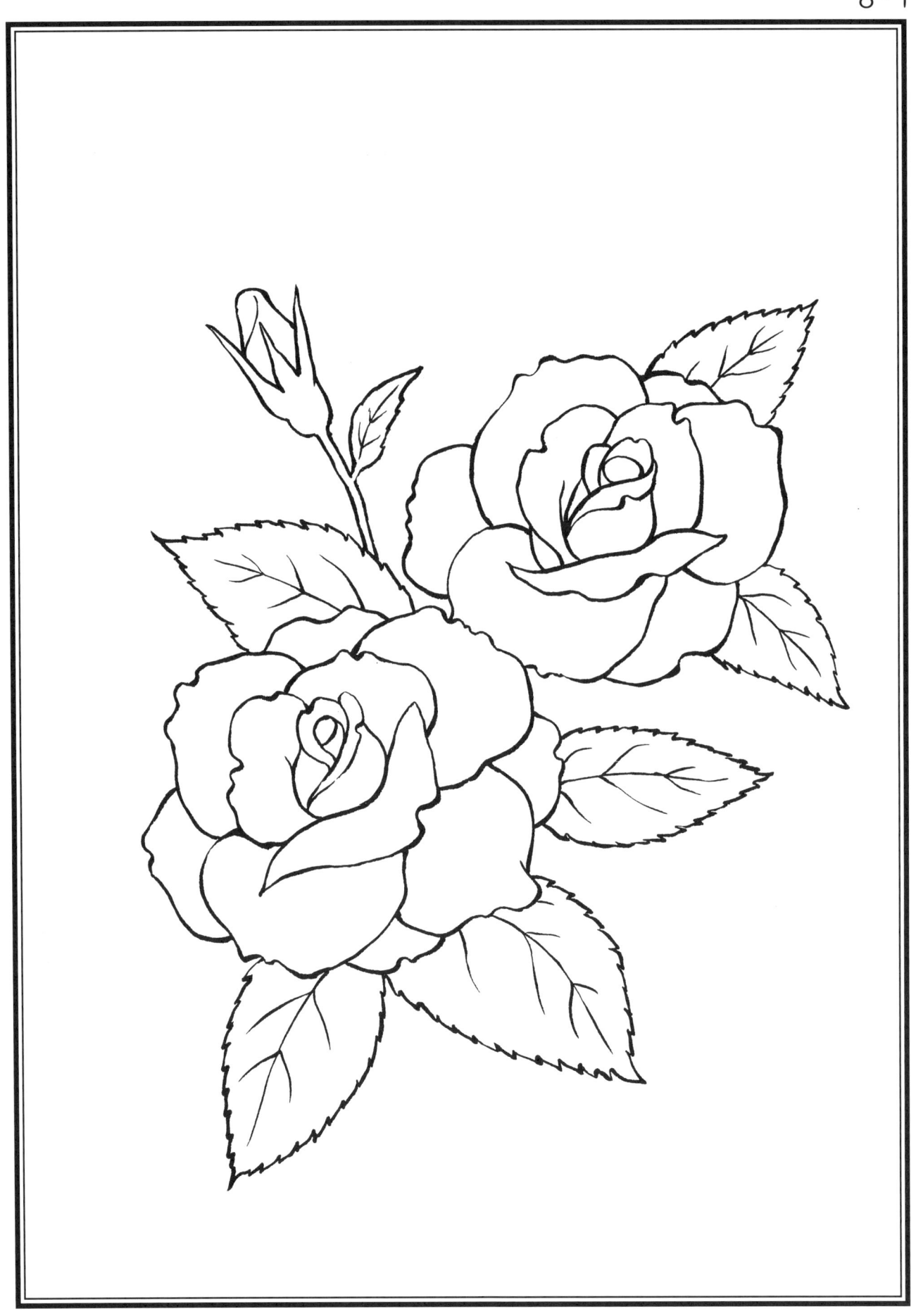

장미 (엽서용)

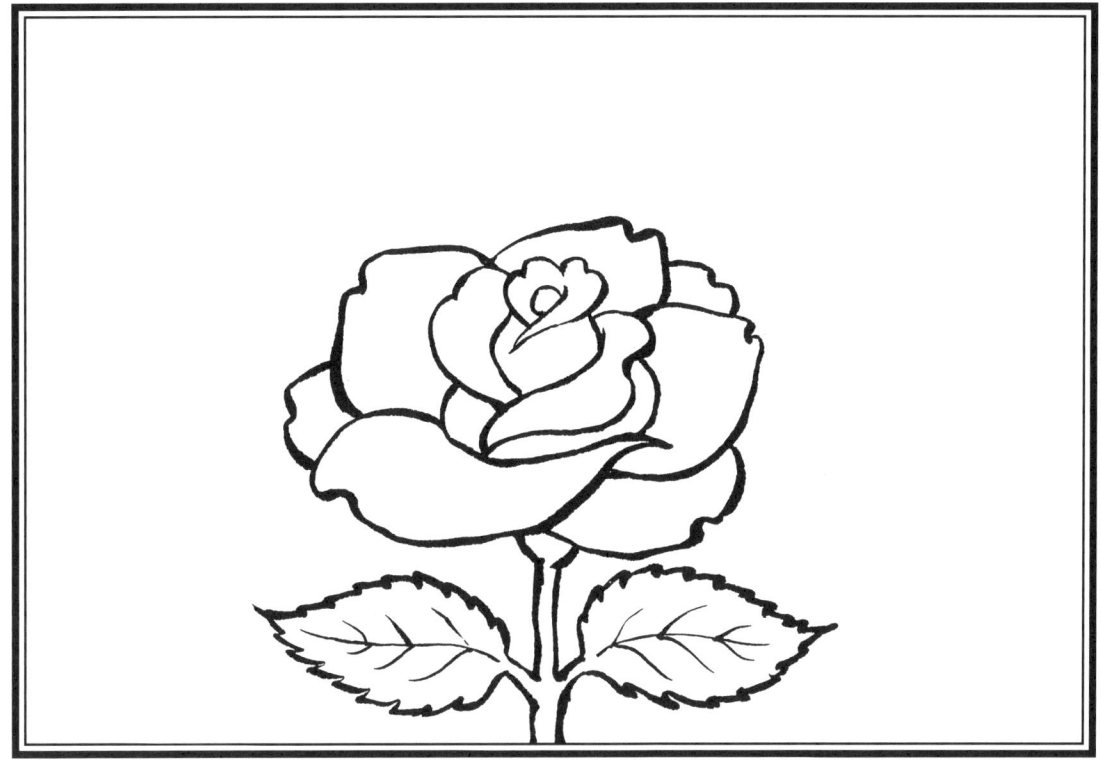

_____ 년 ____ 월 ____ 일   이름 _____

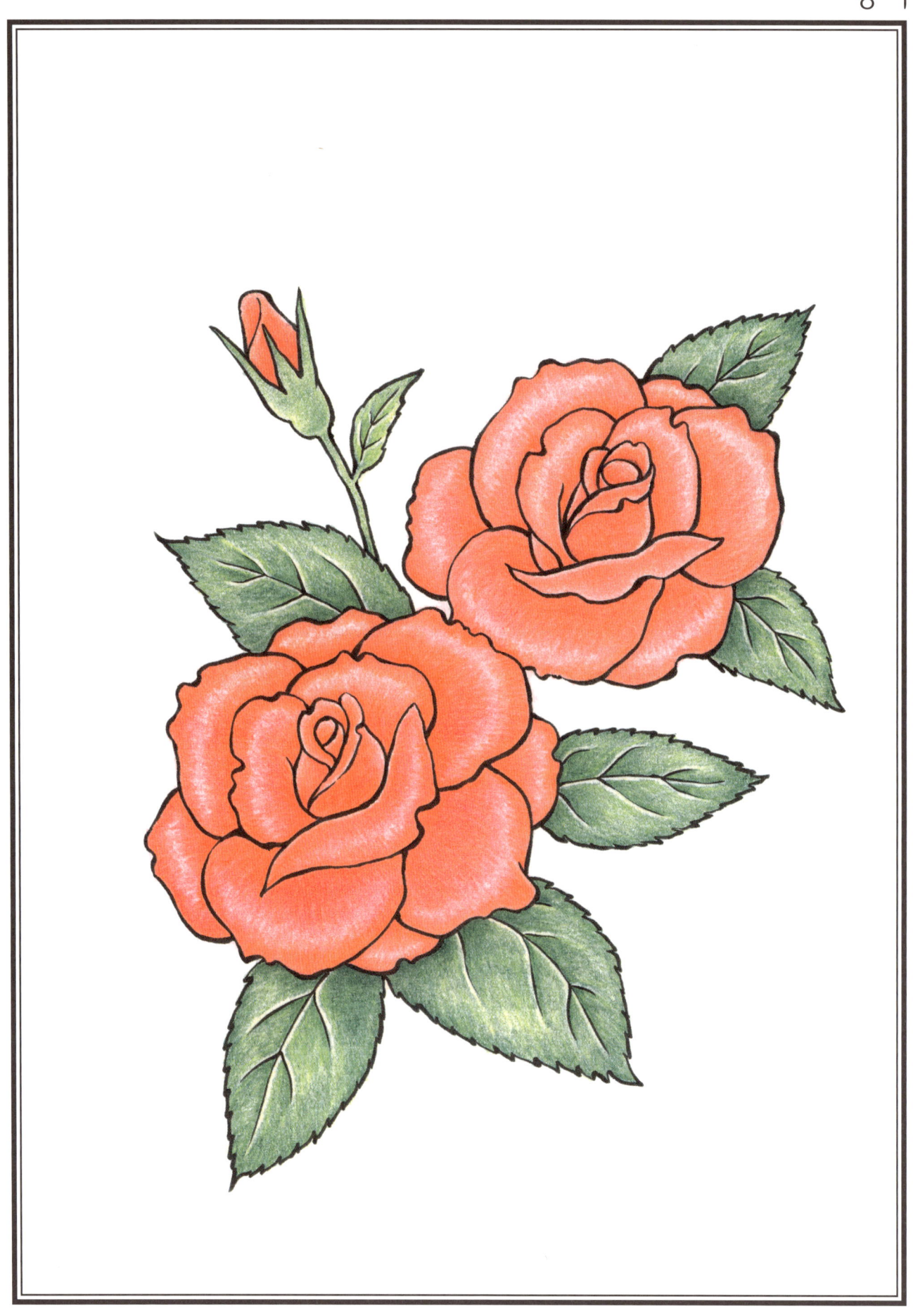

장미 (엽서용)

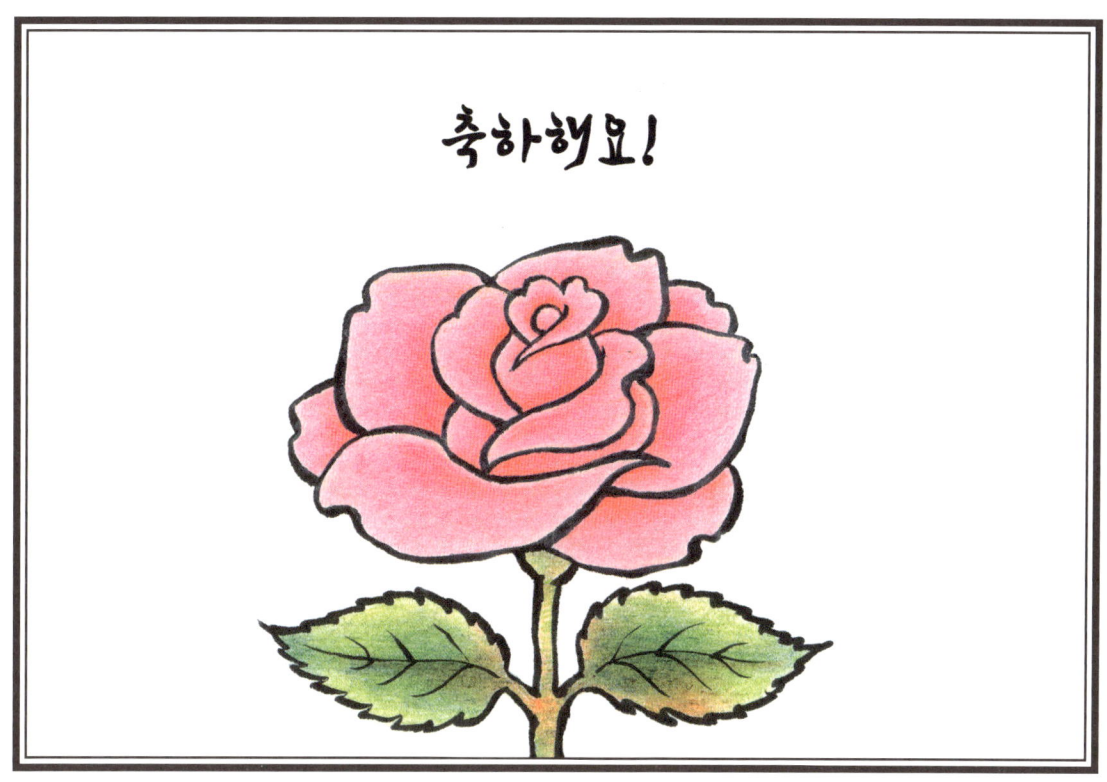

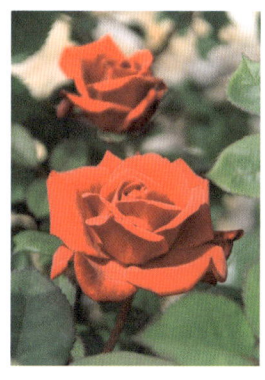

장미
사랑과 아름다움을 상징하는 꽃. 색상이 다양하며, 불가능하다고 여겨졌던 청색 장미도 개발에 성공을 했다. '장밋빛 인생'이라는 말처럼 희망과 행복을 나타낸다. 장미는 미국의 국화이고 영국이 아닌 잉글랜드의 상징이기도 하다.
개화 시기:5~7월, 9~11월

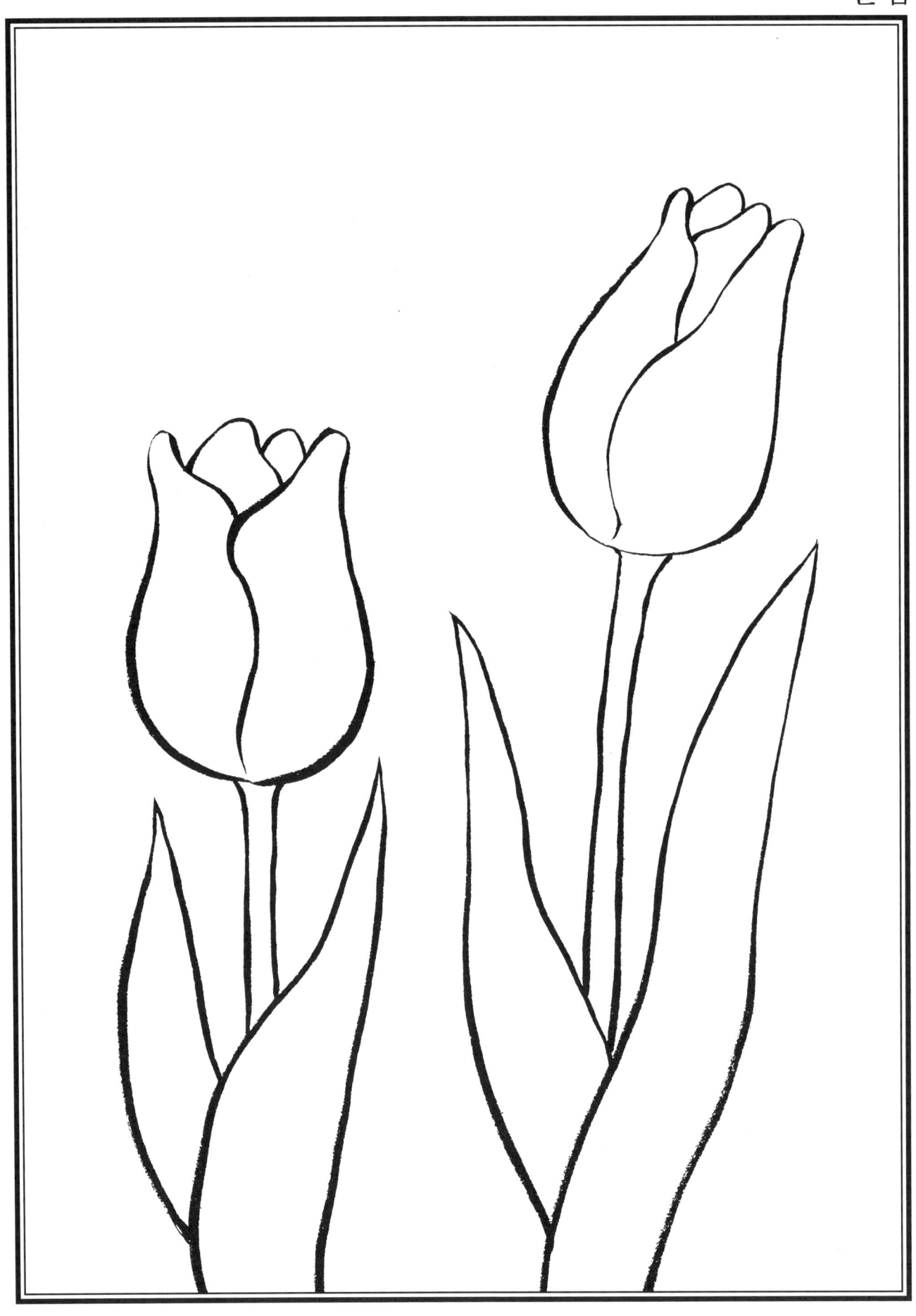

튤립 (엽서용)

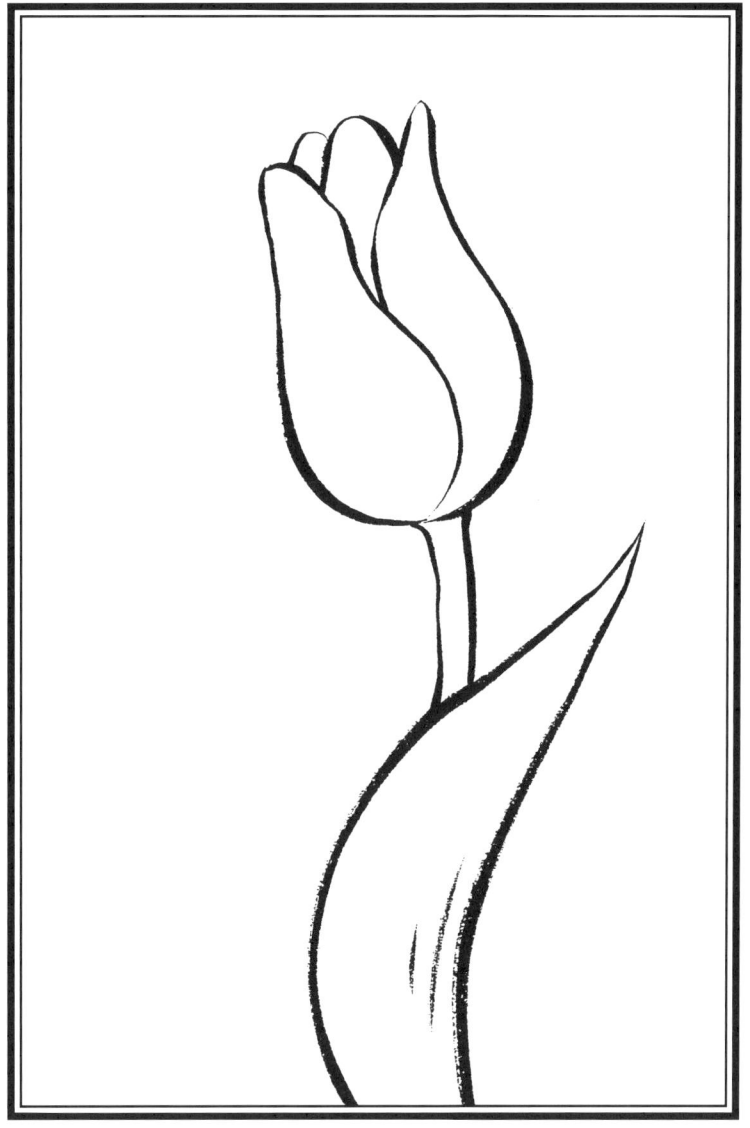

년   월   일   이름

튤립

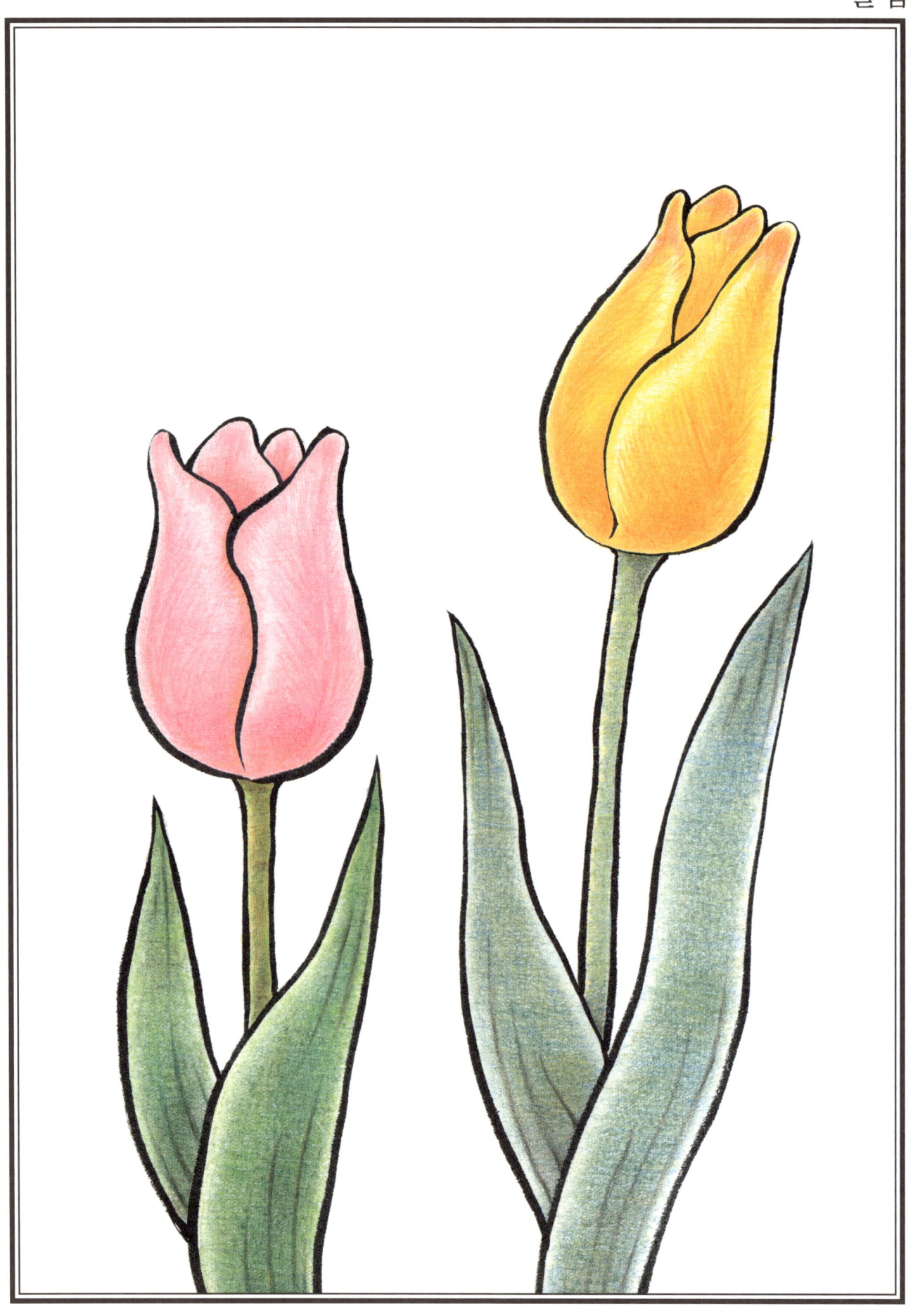

년   월   일   이름

튤립 (엽서용)

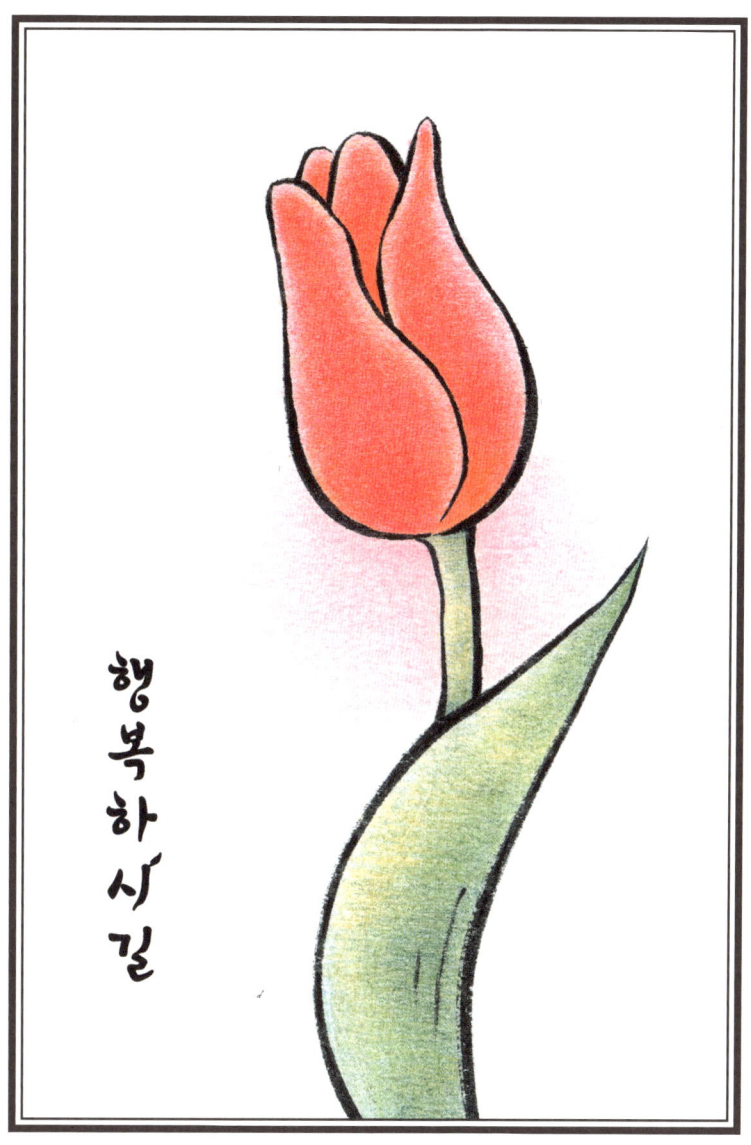

행복하시길

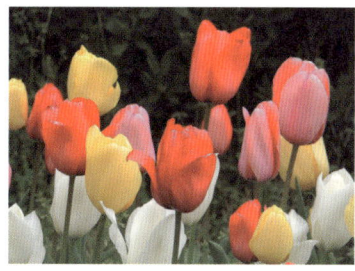

튤립
심플한 모양과 선명한 색상의 꽃, 가을에 구근을 심으면 봄에 꽃을 피운다. 17세기 네덜란드에서는 부의 상징으로 붐을 이루어 비싼 가격에 거래되었고 대단한 인기를 누렸다. 세계적으로 인기 있는 꽃이다.
개화 시기: 3~5월

유채꽃

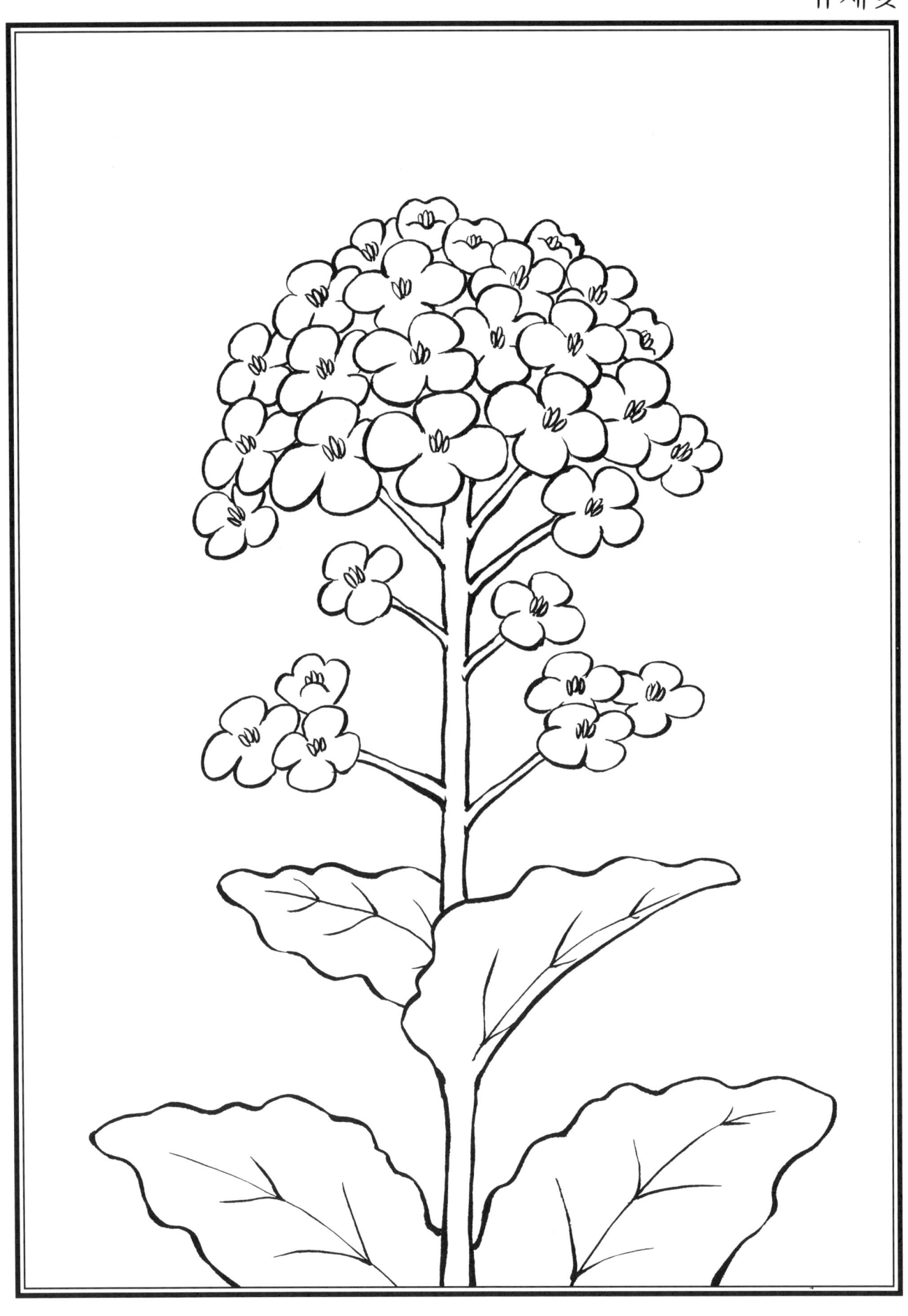

유채꽃 (엽서용)

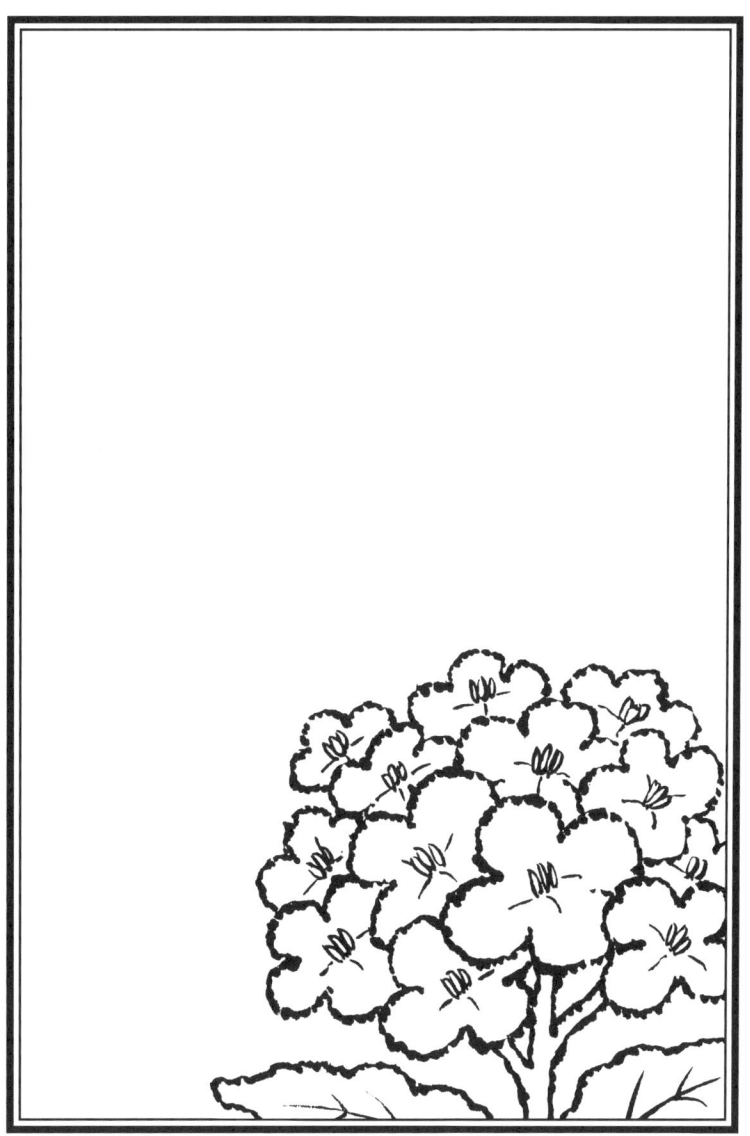

년   월   일   이름

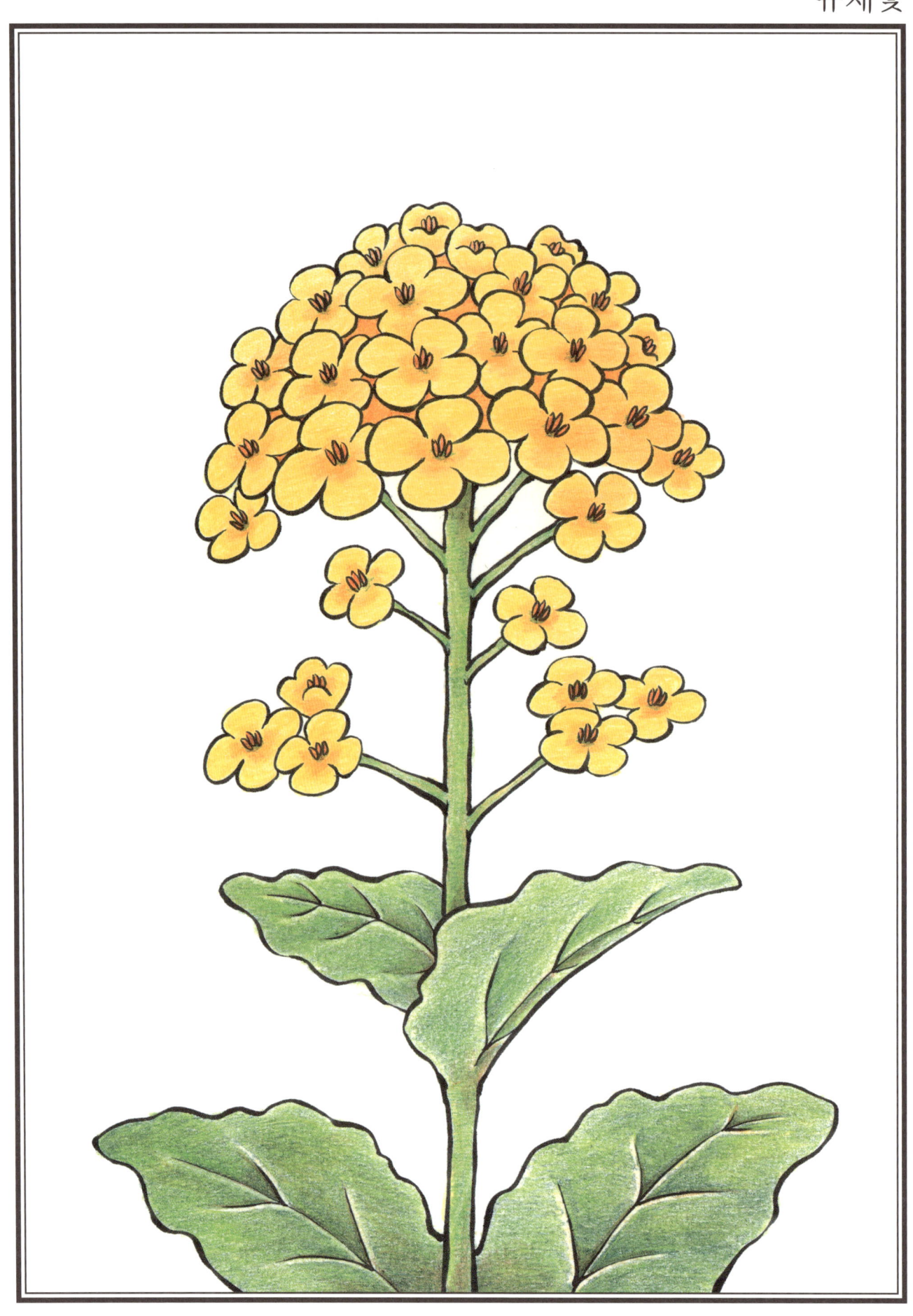

유채꽃 (엽서용)

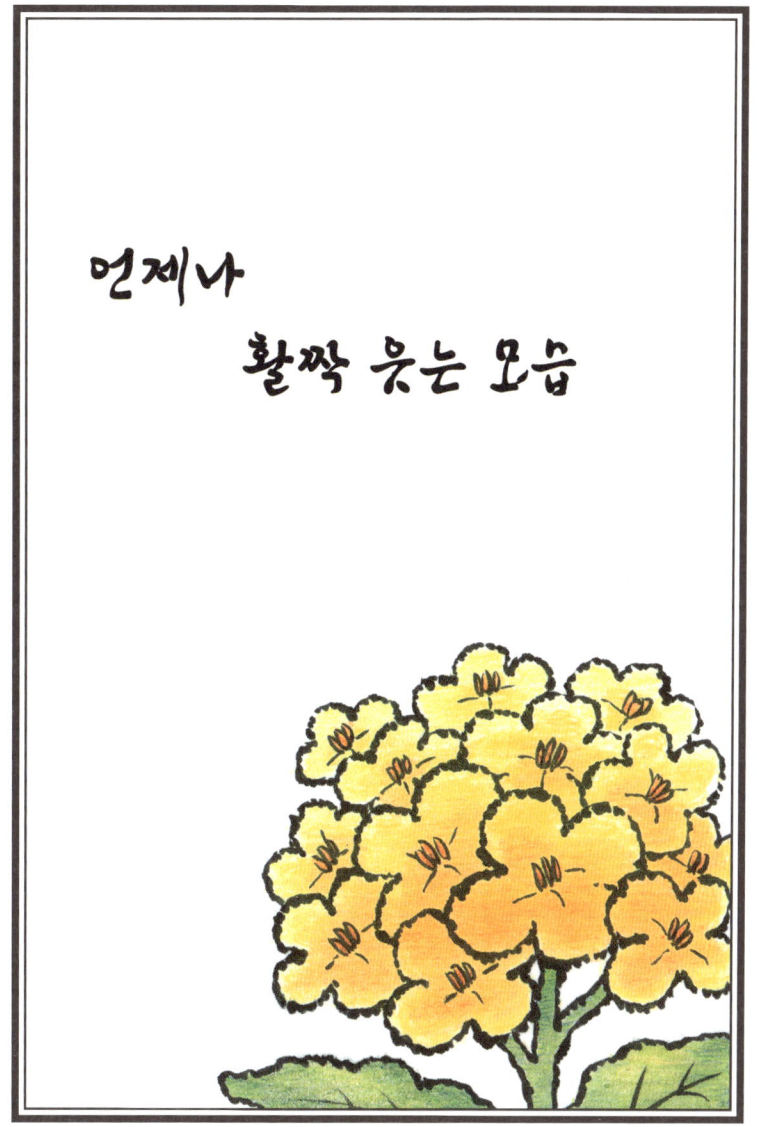

언제나
활짝 웃는 모습

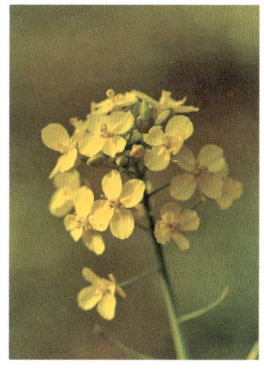

유채꽃
노란 융단을 깔아놓은 듯한 유채꽃밭은 봄을 대표하는 풍경이다. 제주도의 유채꽃밭이 유명하다. 꽃이나 어린잎은 식용으로도 사용되고 씨앗으로 기름을 얻는다.
개화 시기: 3~5월

히아신스

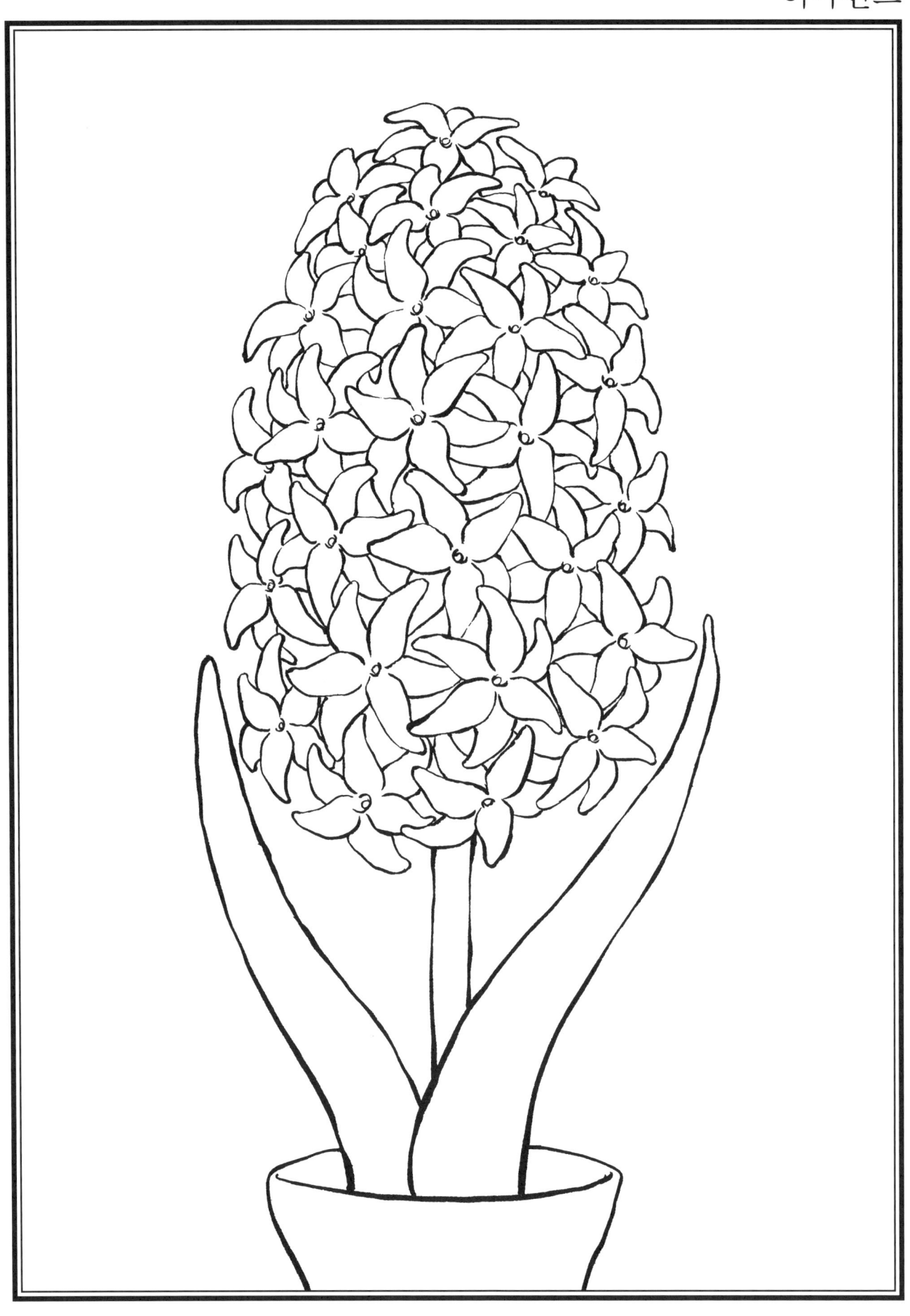

년   월   일   이름

히아신스 (엽서용)

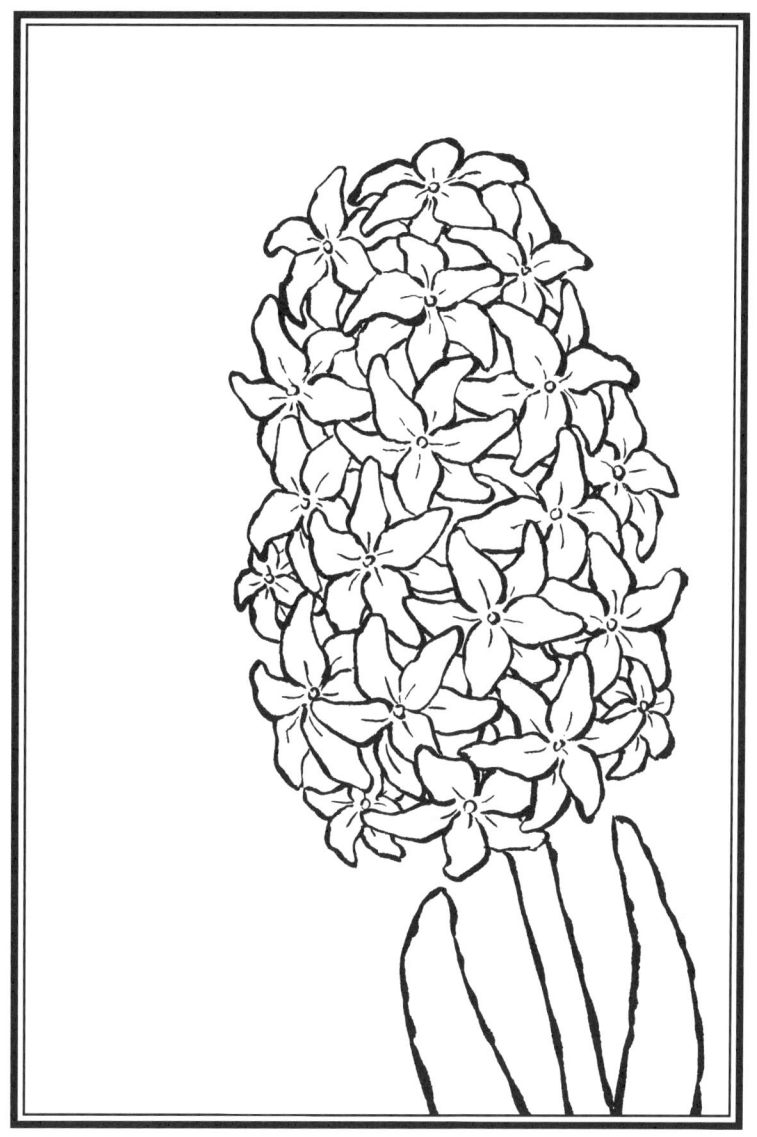

　　　　년　　월　　일　　이름

히아신스

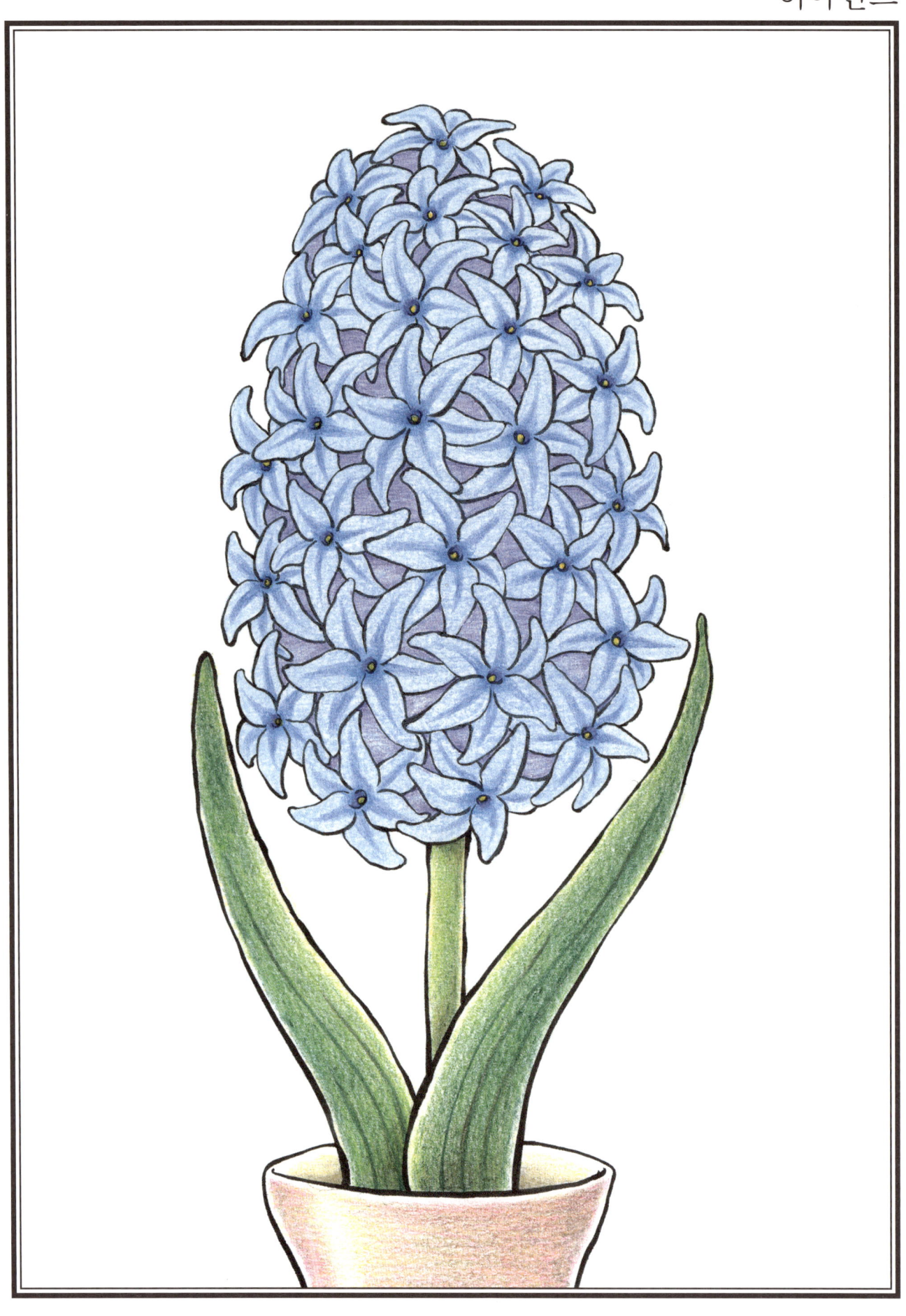

년 월 일 이름

히아신스 (엽서용)

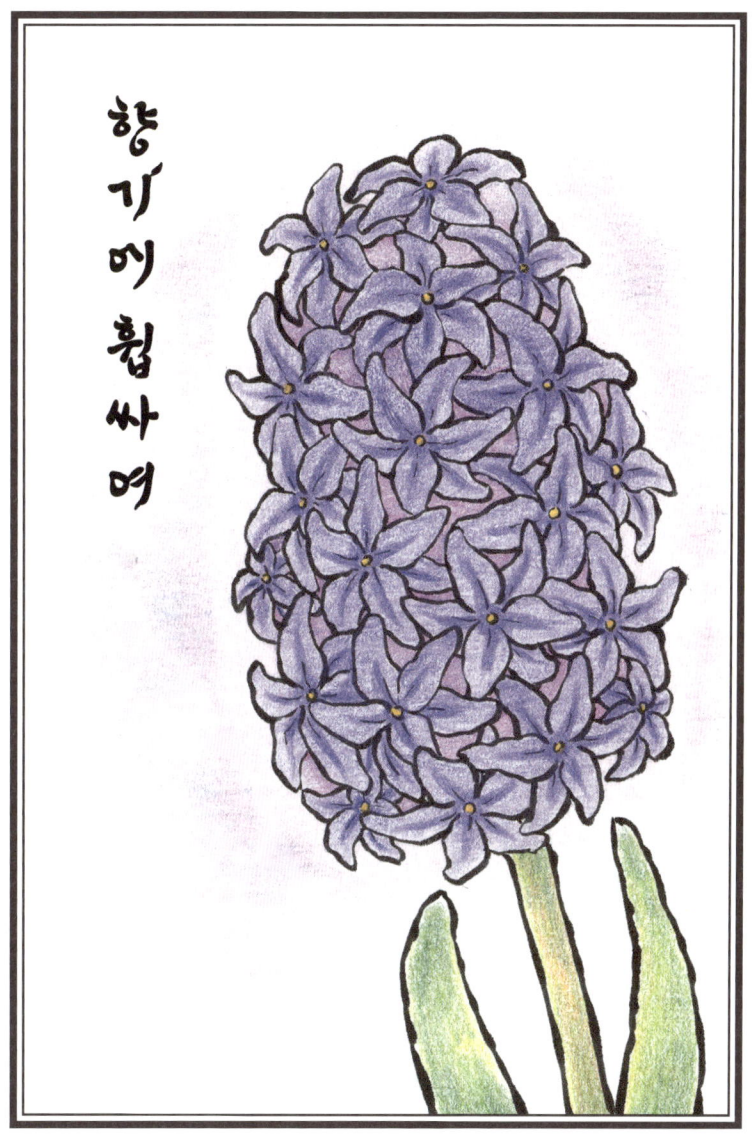

향기에 휩싸여

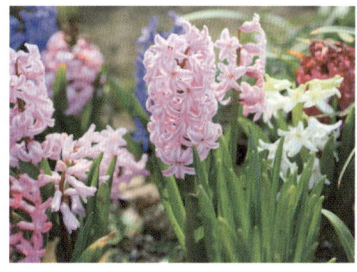

히아신스
히아신스는 튤립이나 수선화처럼 가을에 구근을 심으면 봄에 꽃이 핀다. 정원이나 화분에 심기도 하고 물재배에도 적합하여 실내에서 봄소식을 즐길 수 있다.
개화 시기 : 3~4 월

스위트피

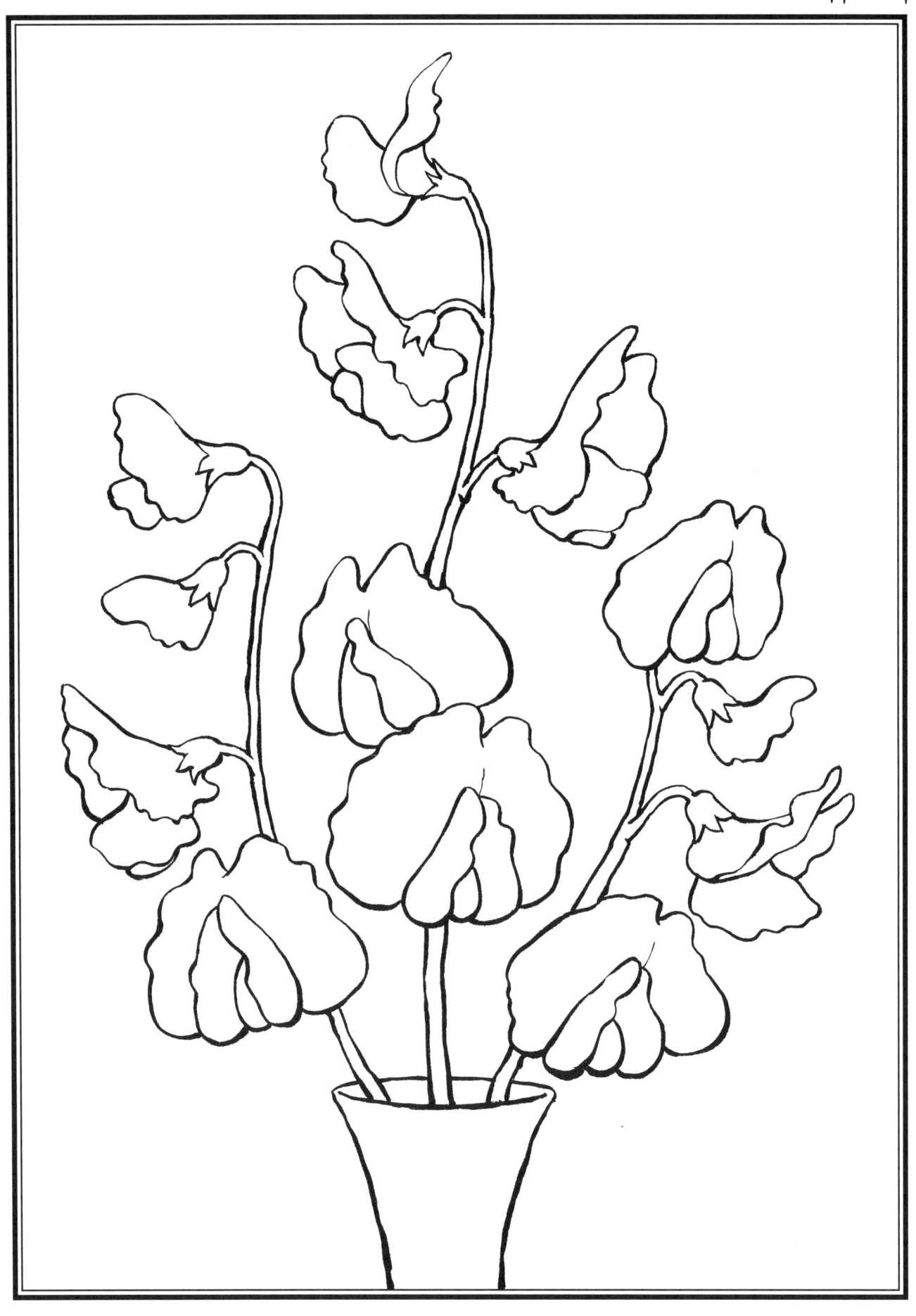

년 월 일   이름

스위트피 (엽서용)

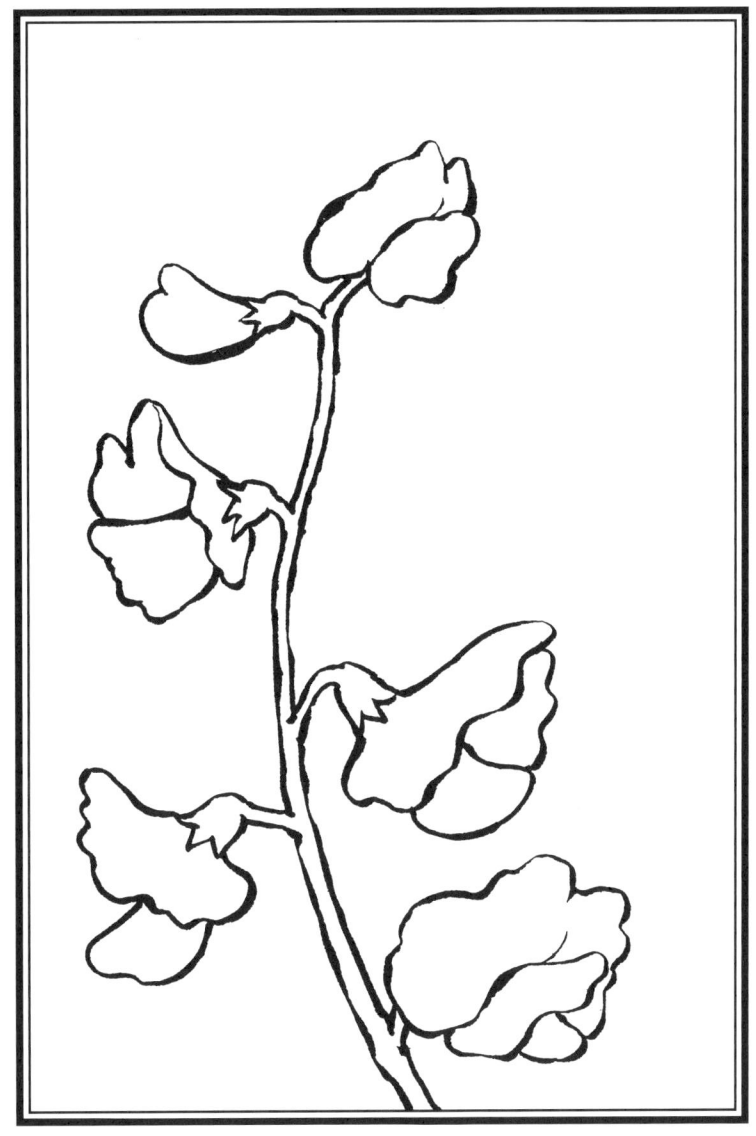

년   월   일   이름

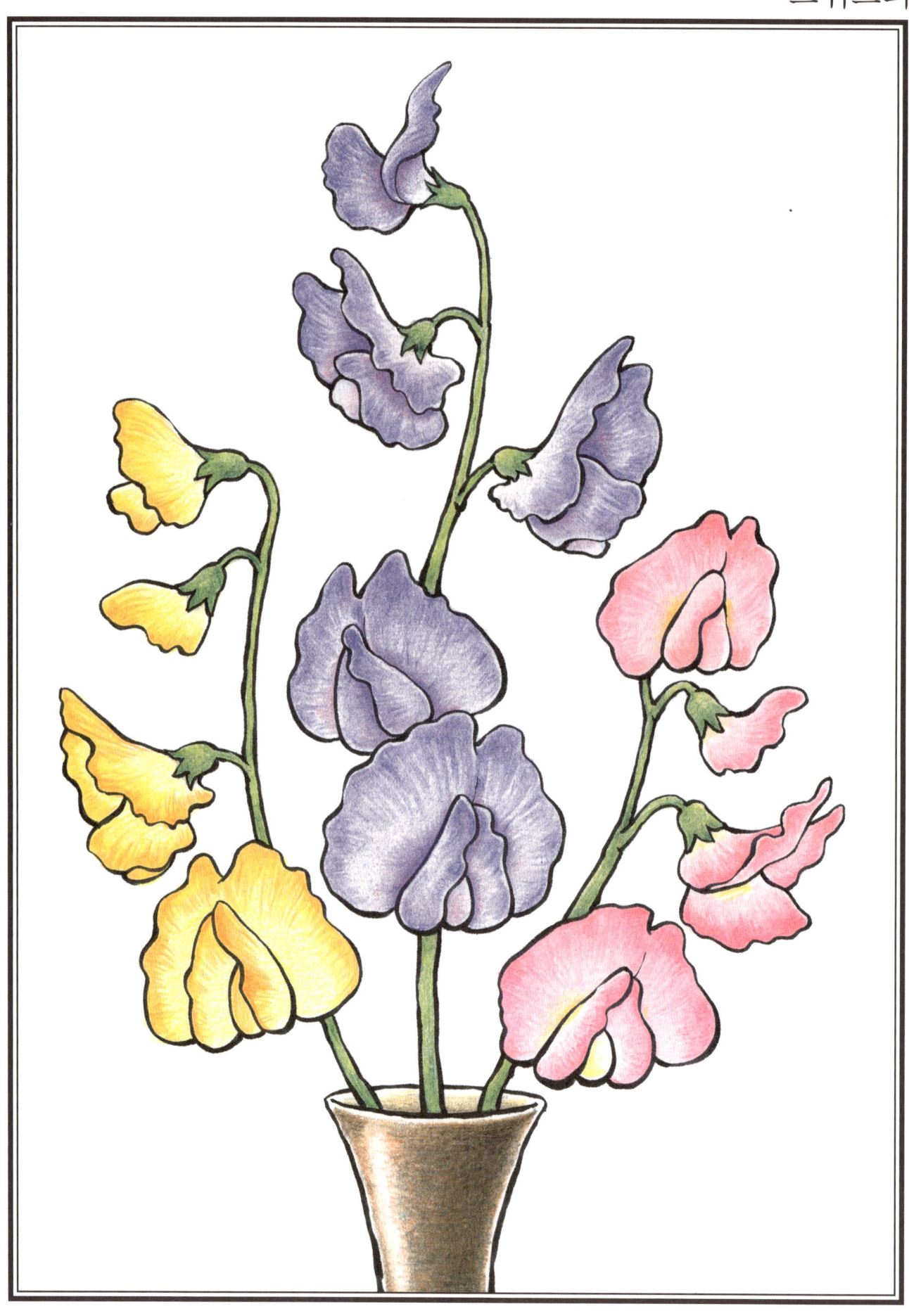

스위트피 (엽서용)

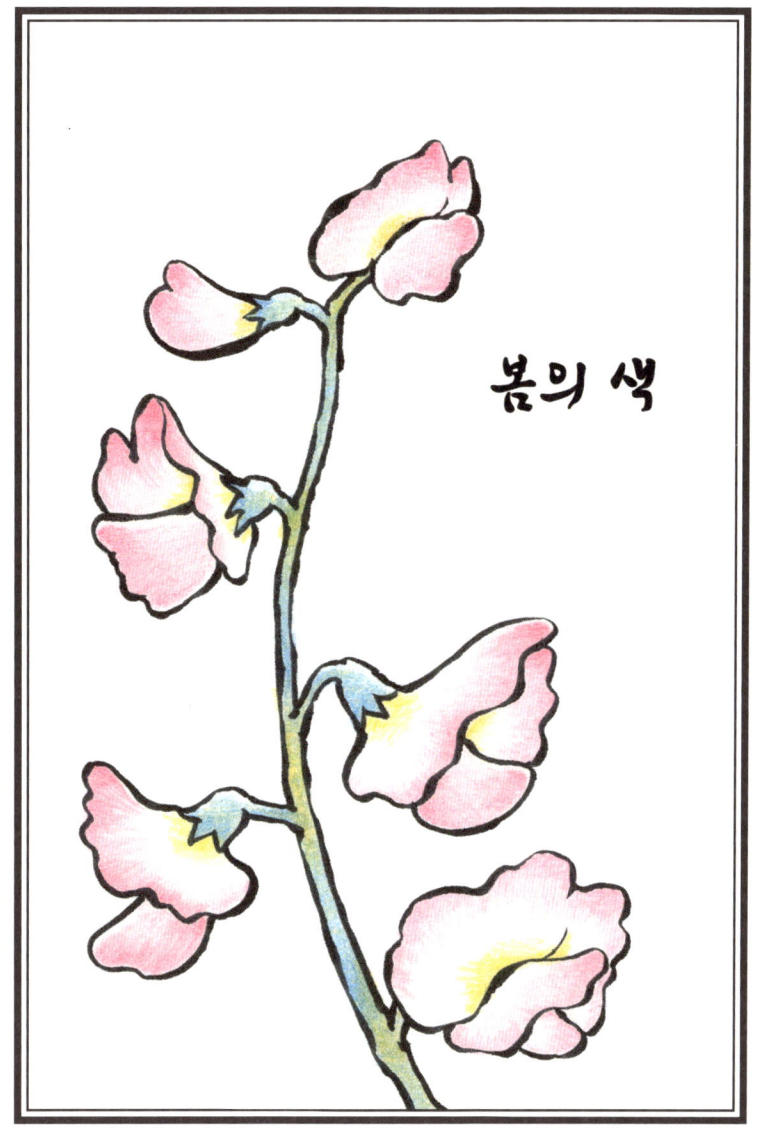

봄의 색

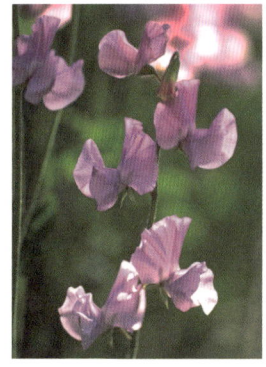

스위트피
달콤한(sweet) 향기의 콩(pea)이라는 의미를 가진 덩굴식물. 꽃잎이 마치 나비가 날아다니는 모양과 비슷하게 생겼다. 파스텔 컬러나 연보라·연핑크색을 띤다.
개화 시기:3~5월

모란

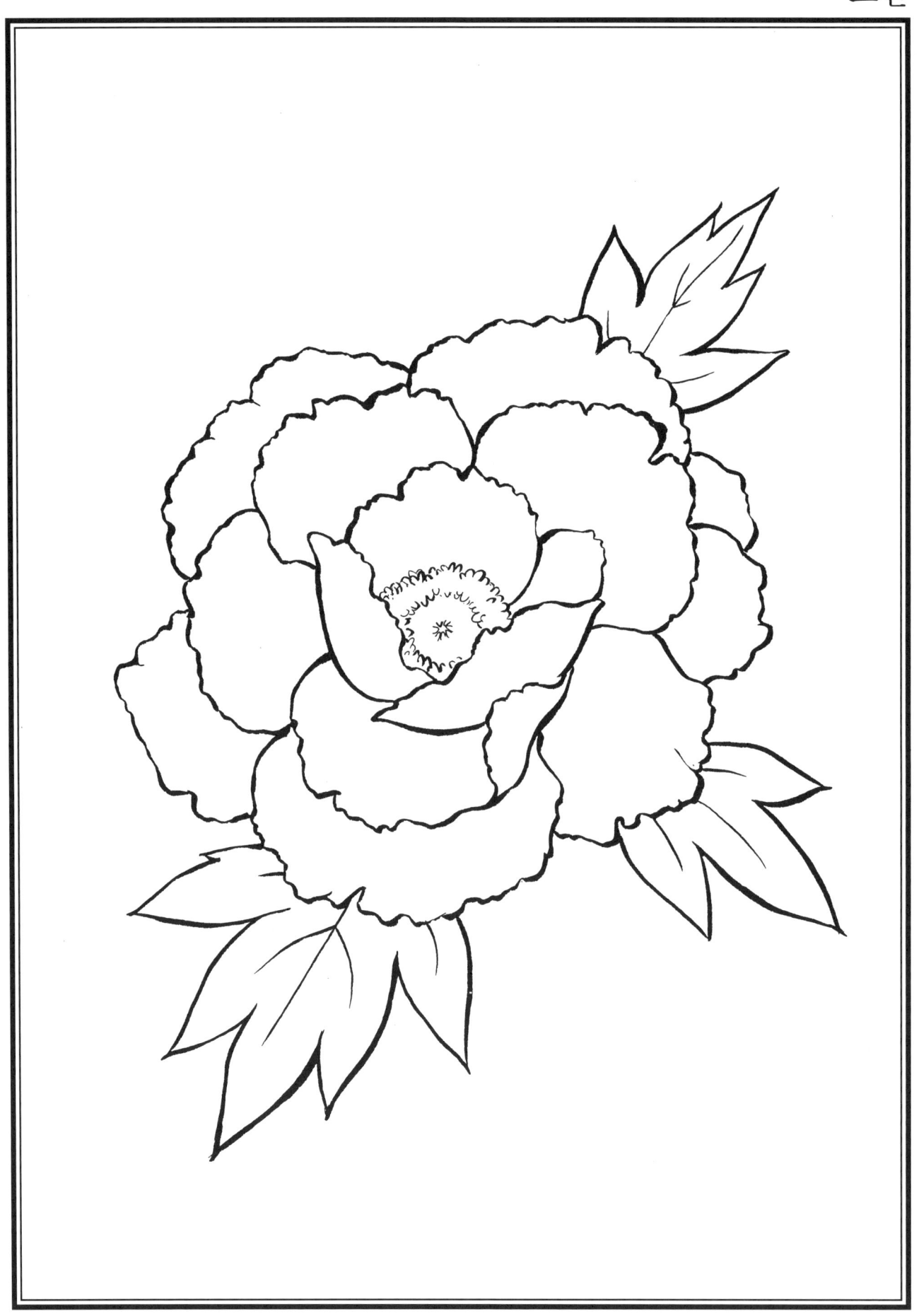

년   월   일   이름

모란 (엽서용)

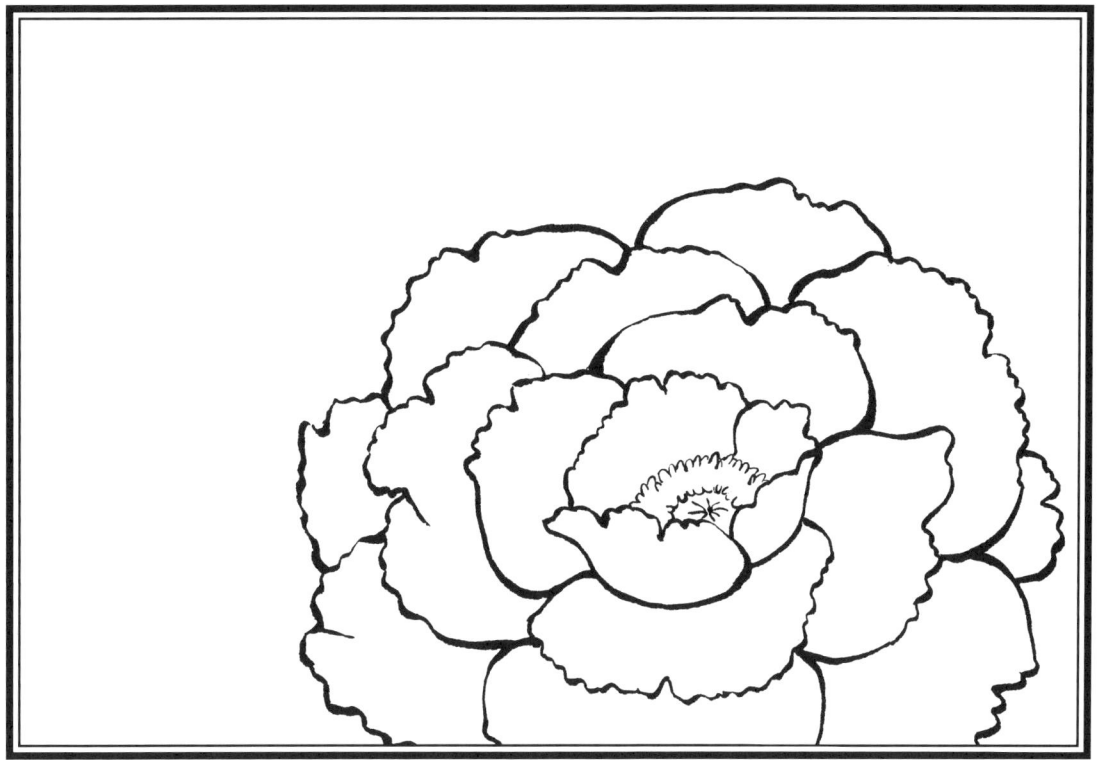

년   월   일   이름

모란

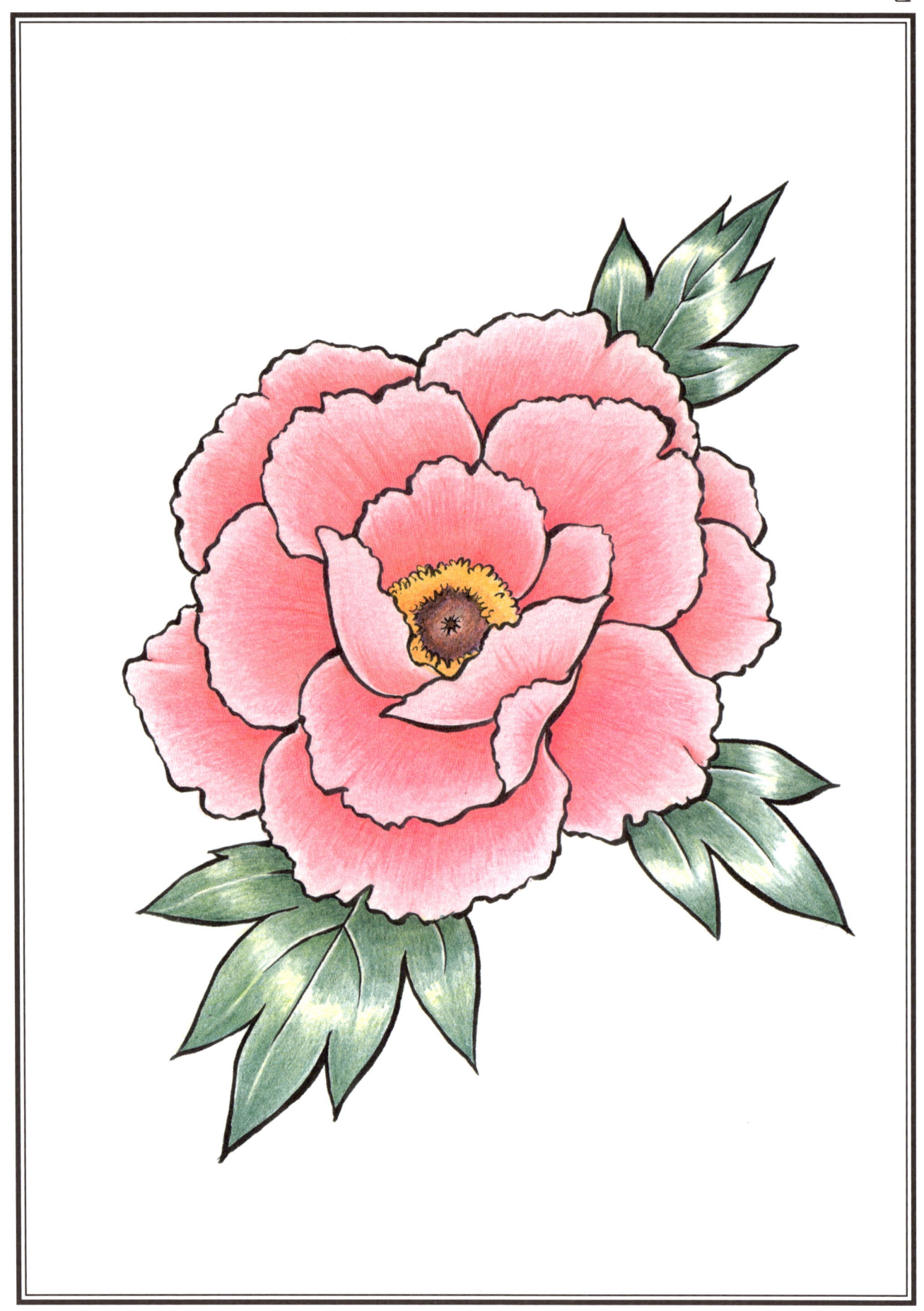

년   월   일   이름

모란 (엽서용)

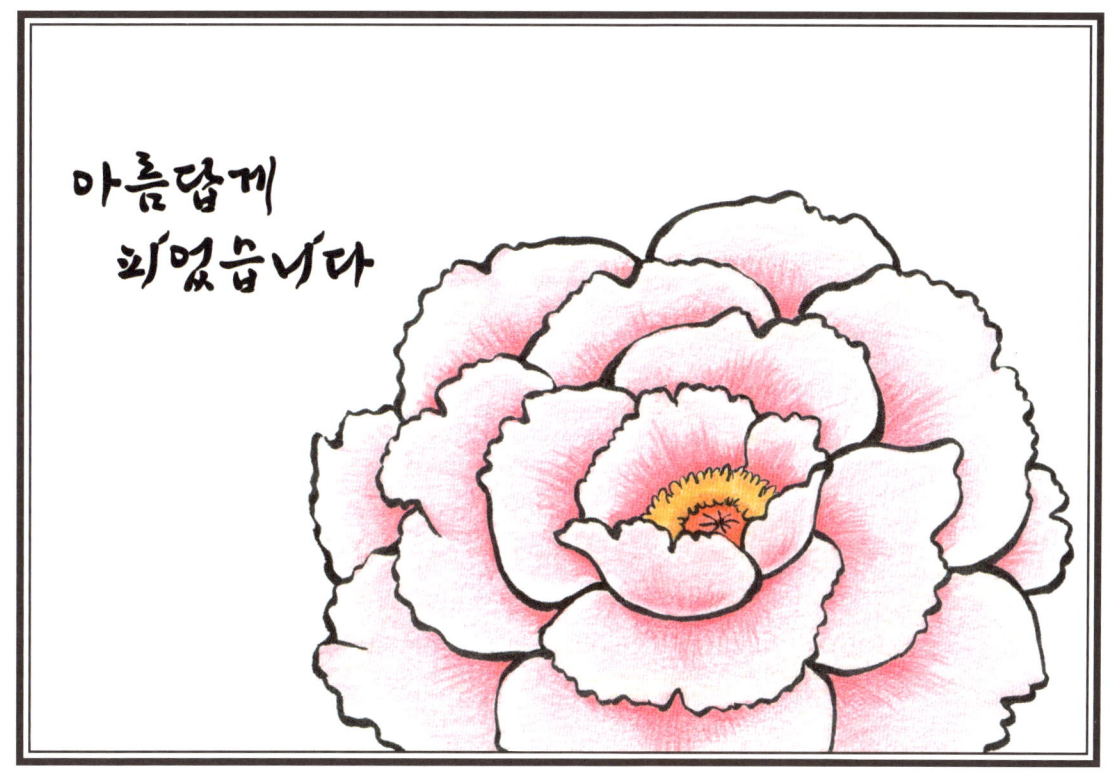

아름답게 피었습니다

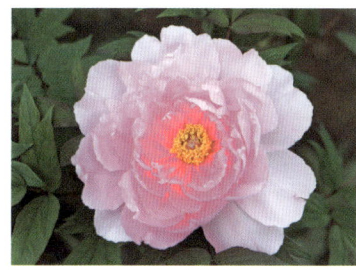

모란
모란꽃은 매우 큰 편이며 부귀의 상징이다. 일본에선 아름다운 여성을 표현할 때 '서면 작약, 앉으면 모란, 걸으면 백합'이라는 속담이 있다. 뿌리는 한약재로 진통 효과가 있다.
개화 시기:4~5월

붓꽃

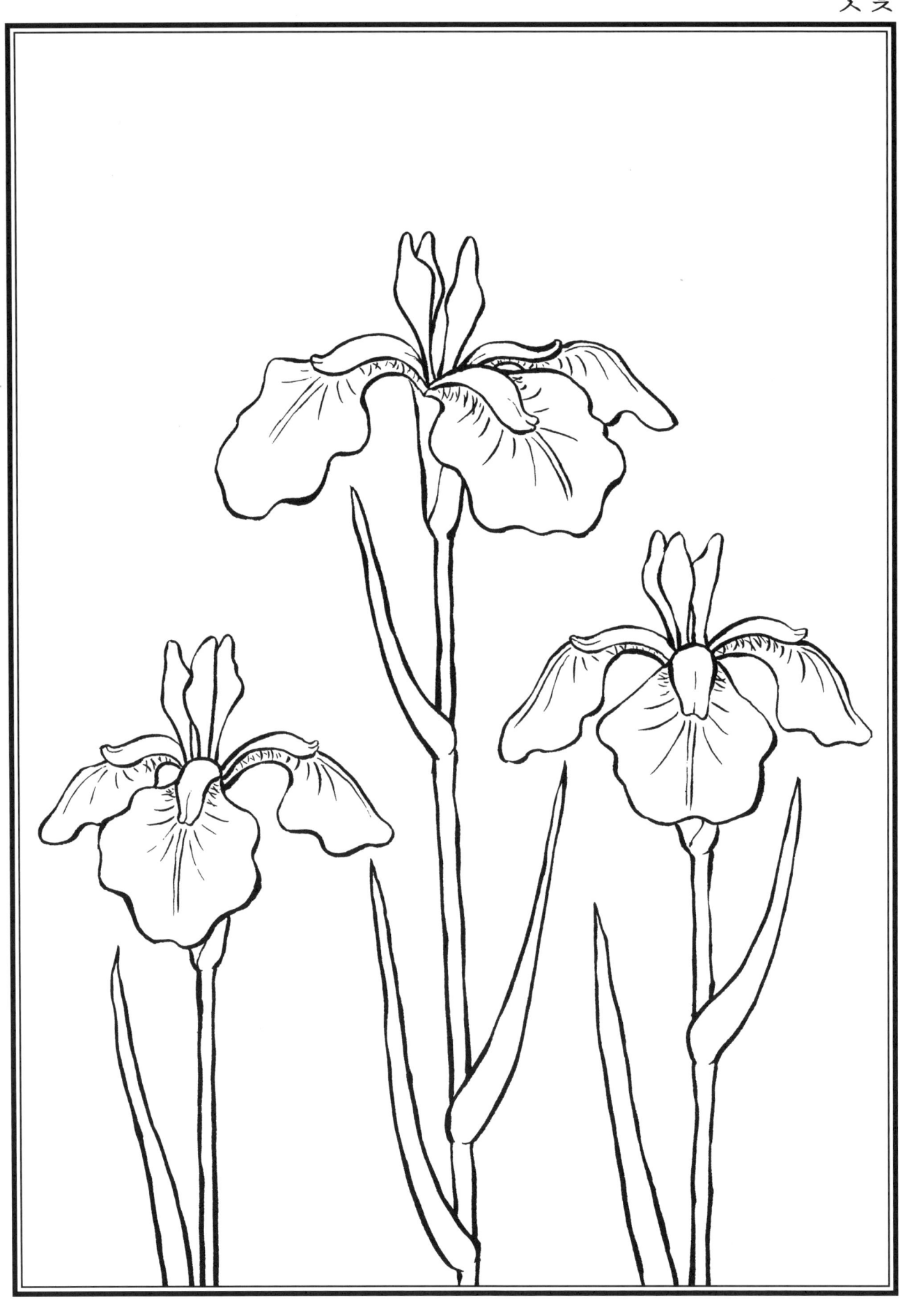

년 월 일 이름

붓꽃 (엽서용)

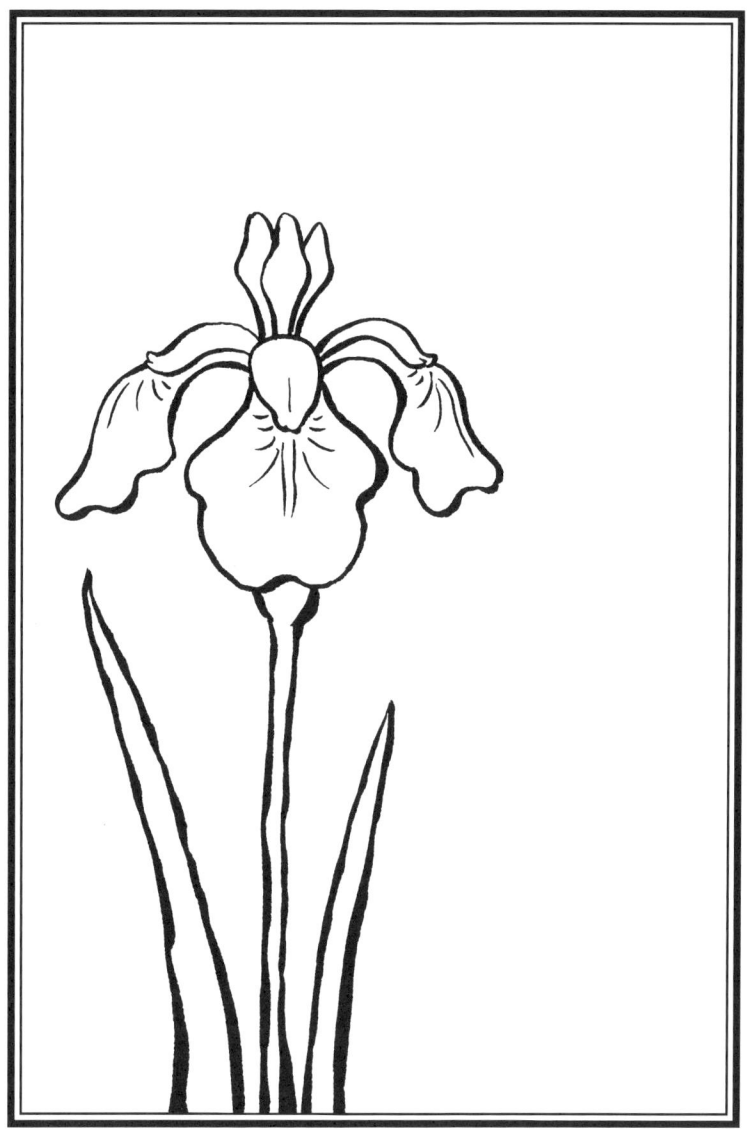

년   월   일   이름

붓꽃

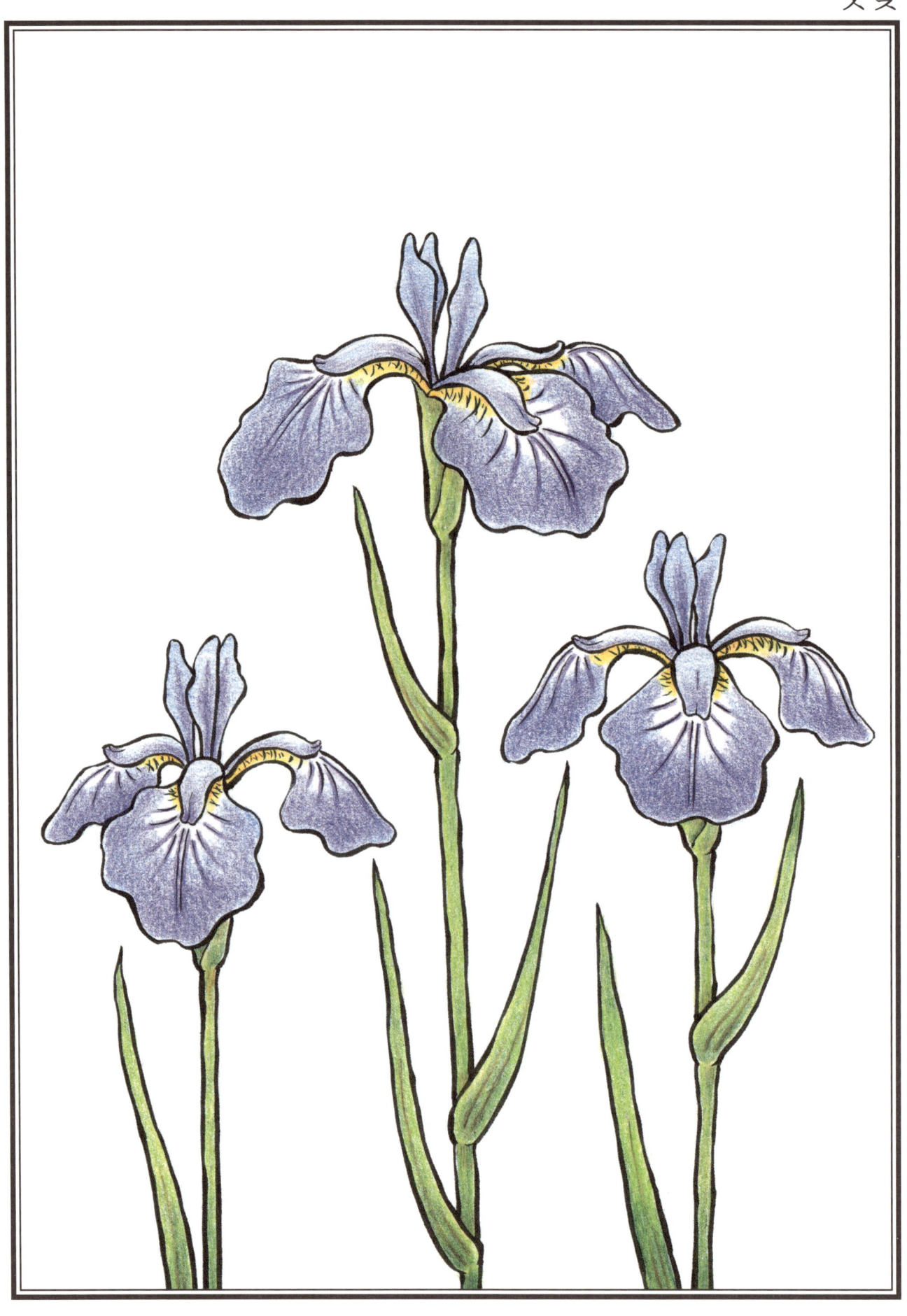

년 월 일 이름

붓꽃 (엽서용)

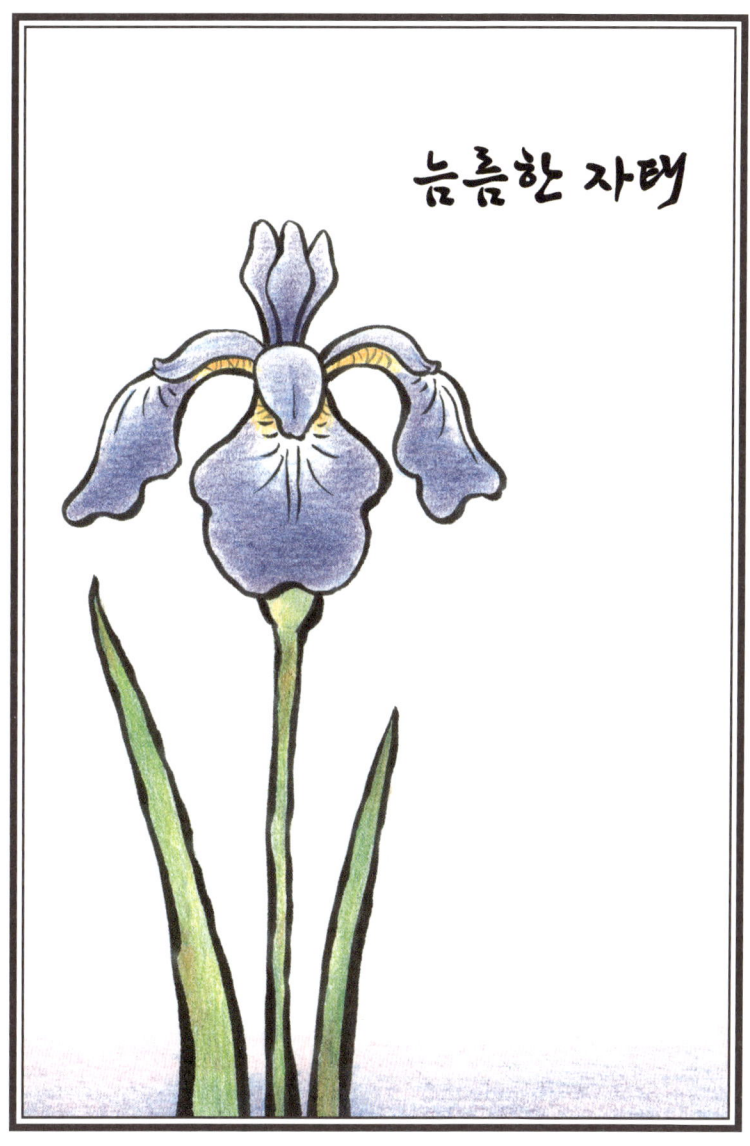

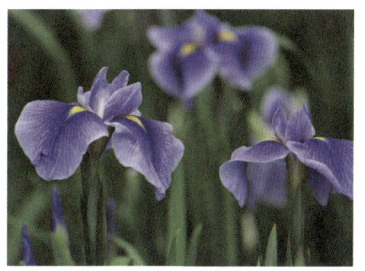

붓꽃
야산에 피는 붓꽃은 창포와 구분이 어려울 정도로 비슷하다. 꽃의 색상이 아닌 줄무늬로 구분할 수가 있다. 물가나 습지를 좋아하지 않고 건조한 땅에서 볼 수 있다.
개화 시기:5월

등나무

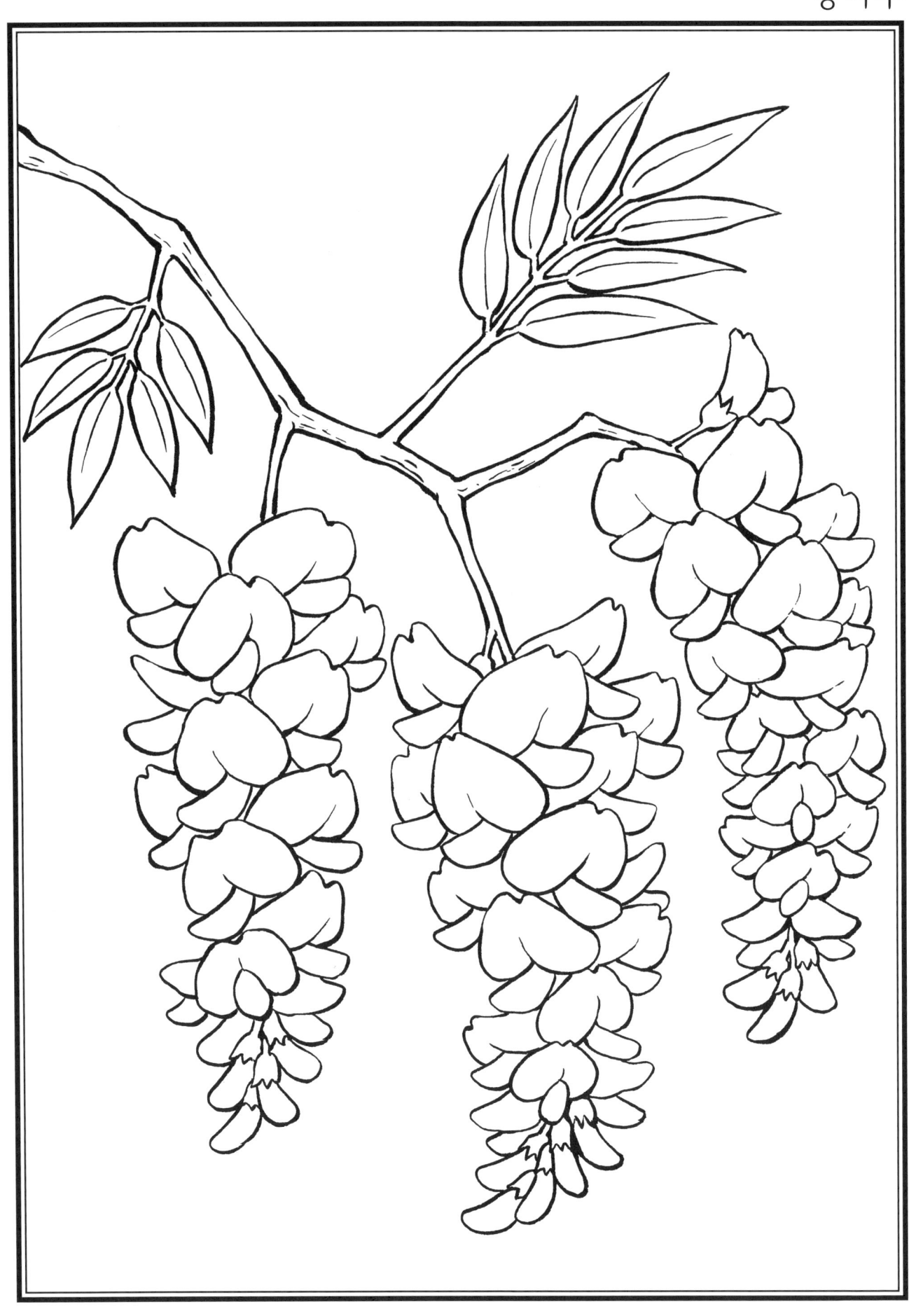

등나무 (엽서용)

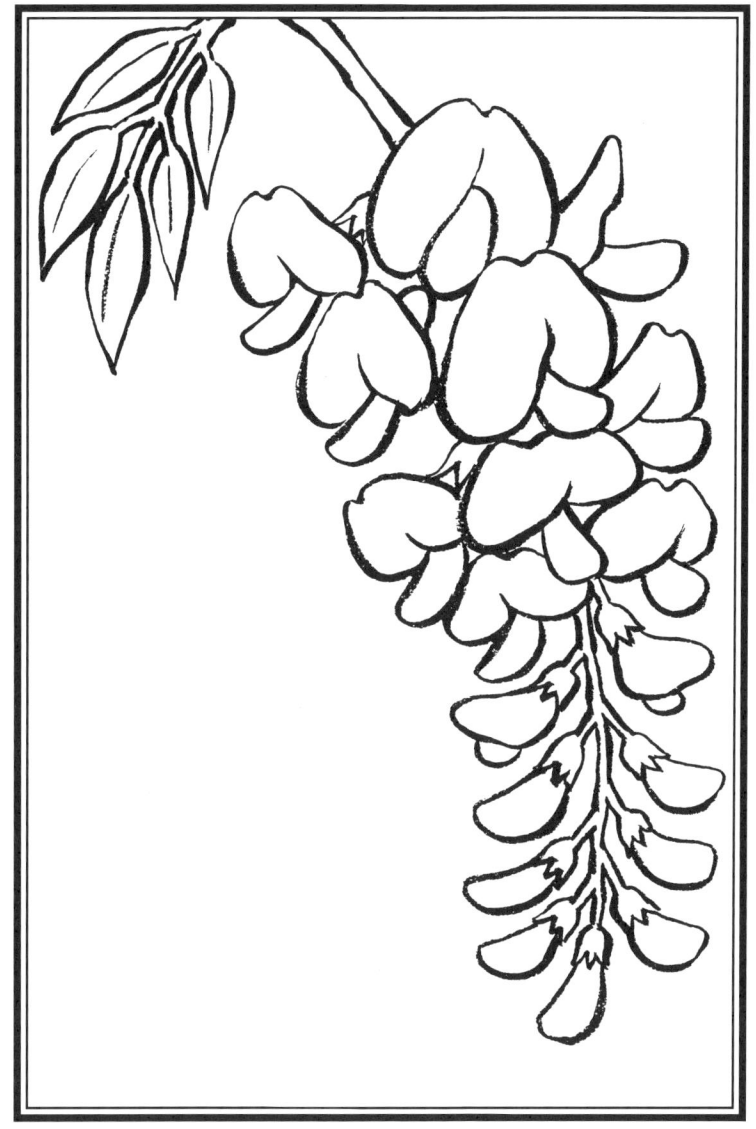

년   월   일   이름

등나무

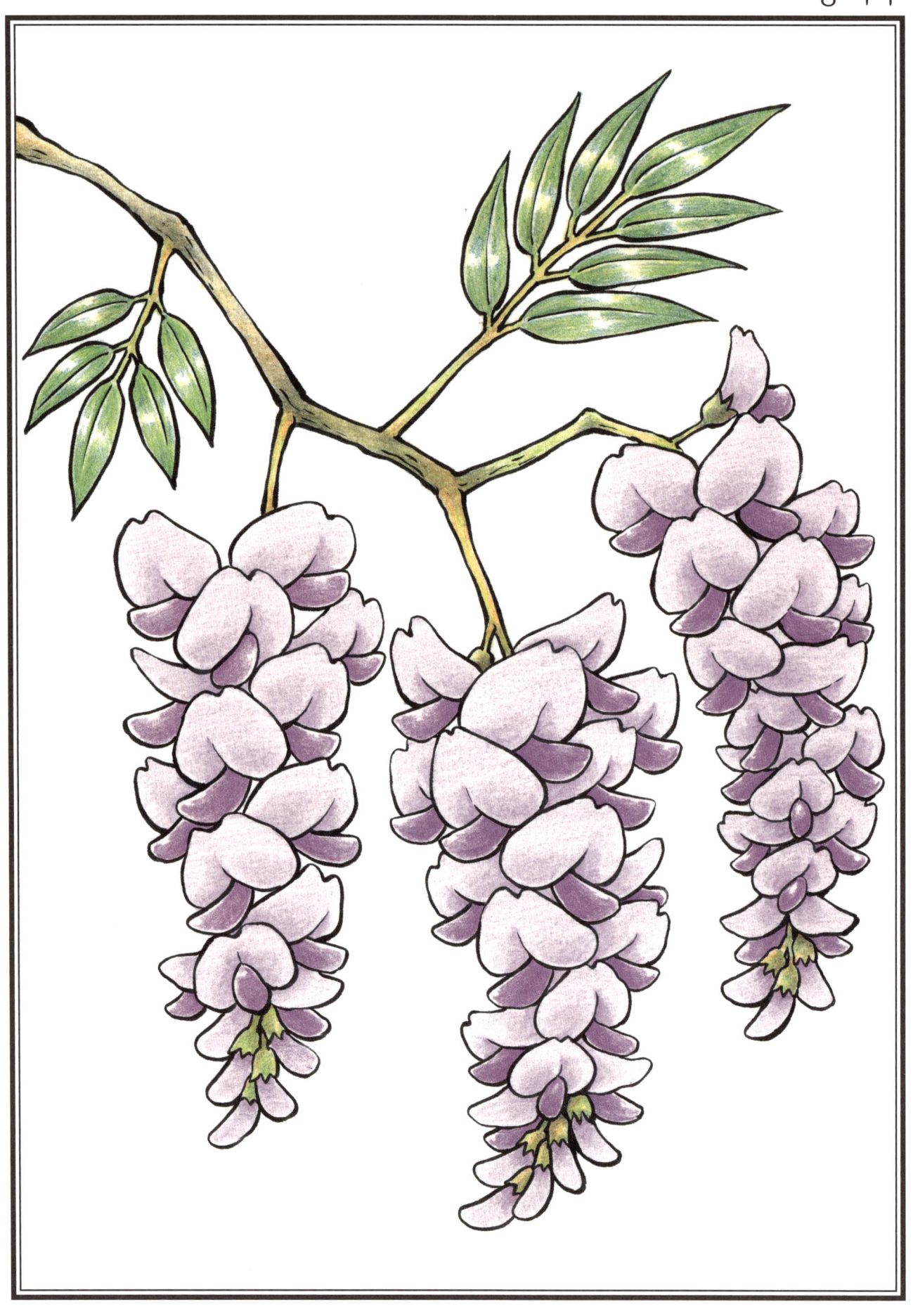

년   월   일   이름

여름철 뜨거운 햇볕을 피하는 그늘을 만들기 위해 심는다. 화투에서는 4월 패를 흑싸리라고 부르는데 사실은 등나무다. 화투의 발상지 일본에서 매우 사랑받는 꽃이다.
개화 시기:4~5월

등나무 (엽서용)

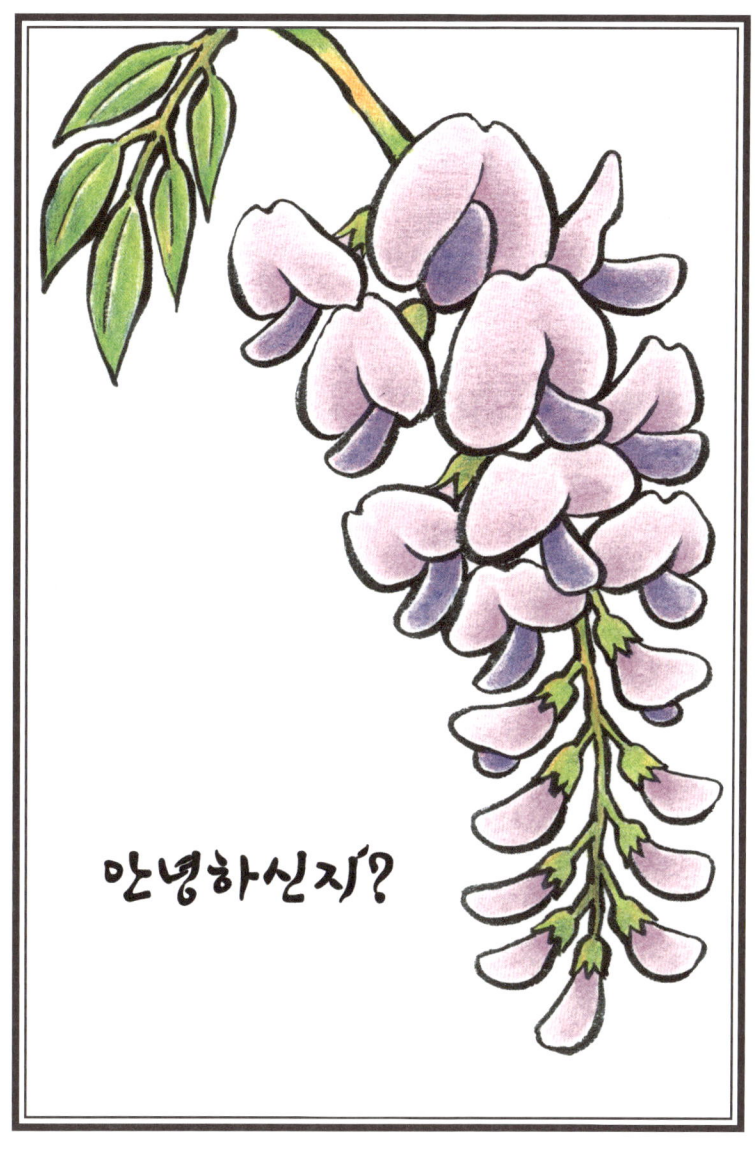

안녕하신지?

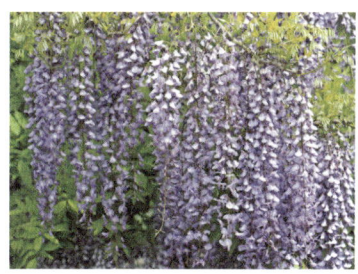

등나무
여름철 뜨거운 햇볕을 피하는 그늘을 만들기 위해 심는다. 화투에서는 4월 패를 흑싸리라고 부르는데 사실은 등나무다. 화투의 발상지 일본에서 매우 사랑받는 꽃이다.
개화 시기:4~5월

수련

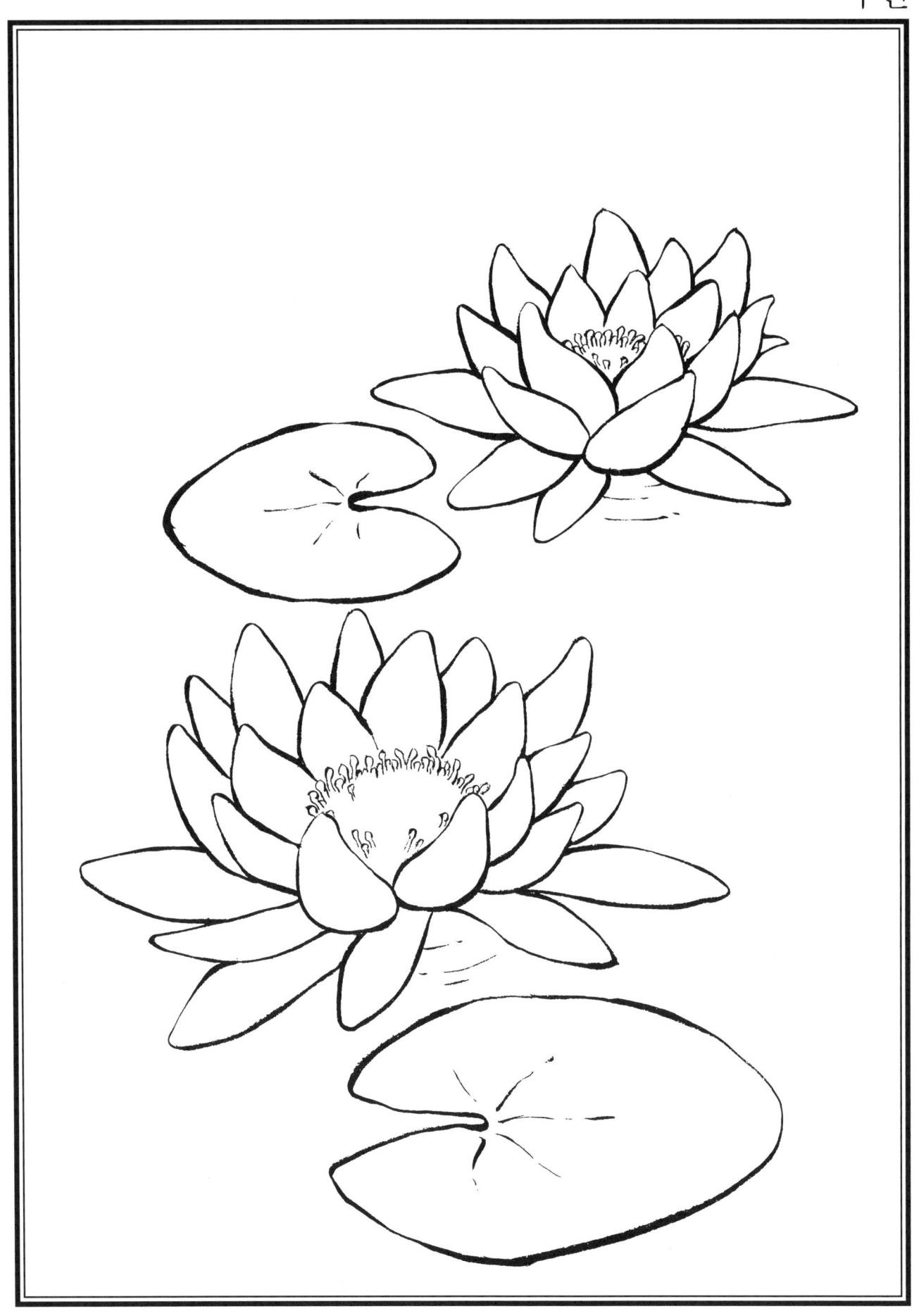

년　　월　　일　　이름

수련 (엽서용)

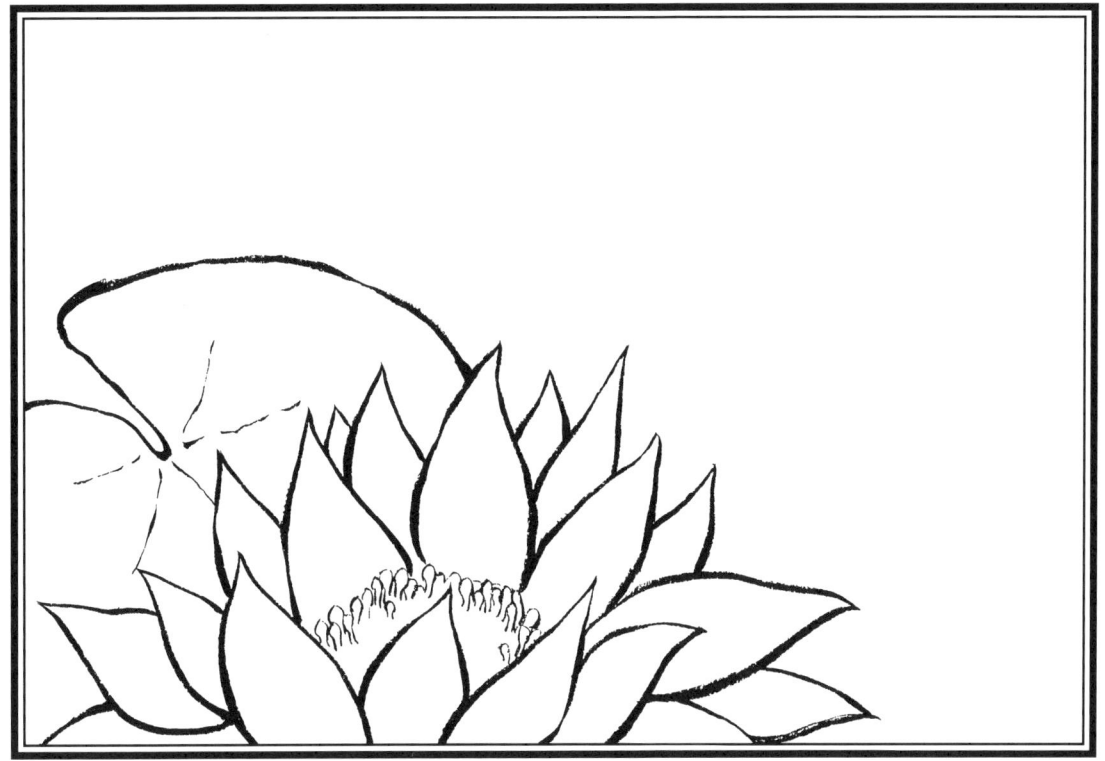

_____ 년 월 일 이름 _____

수련

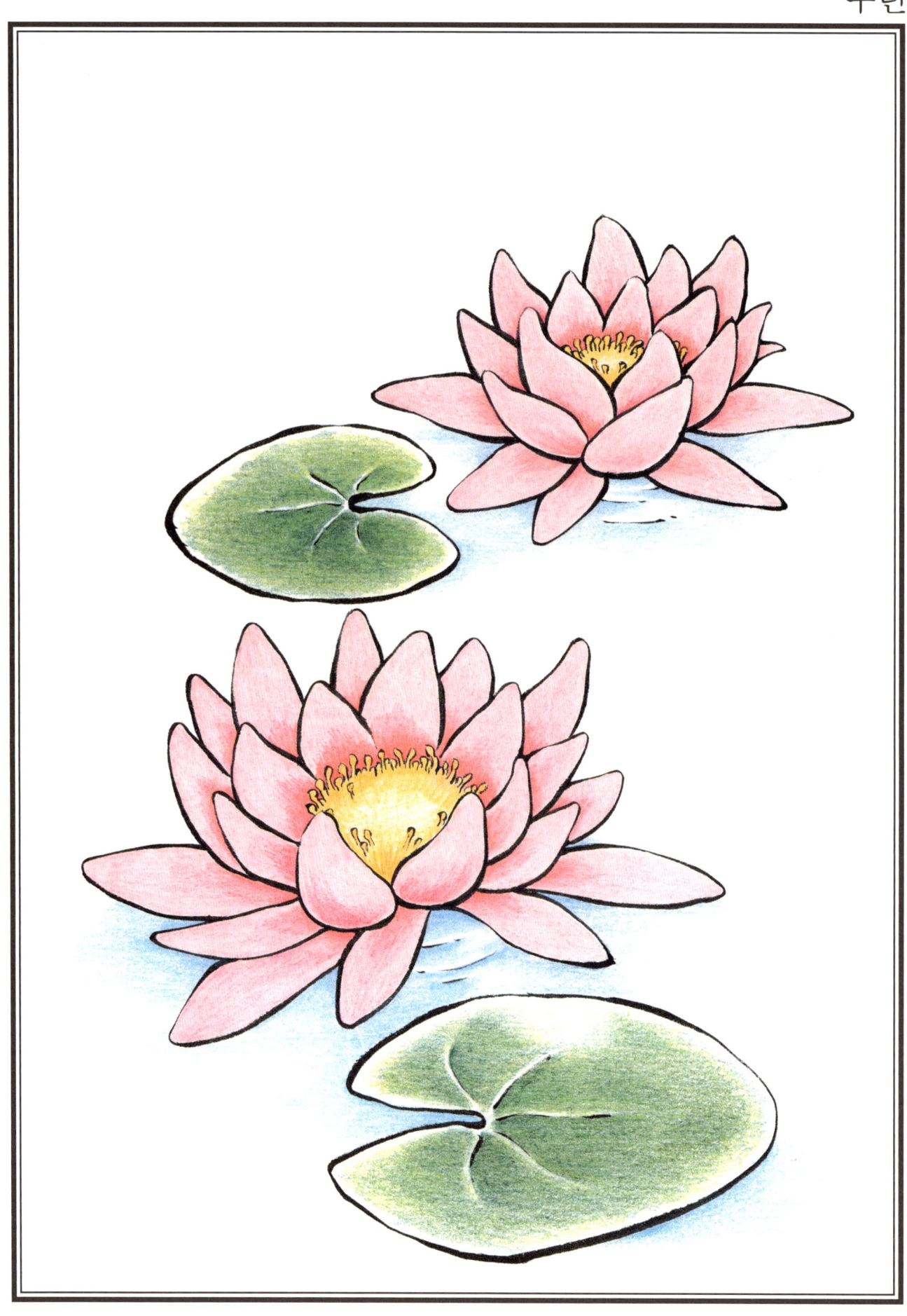

년   월   일   이름

수련 (엽서용)

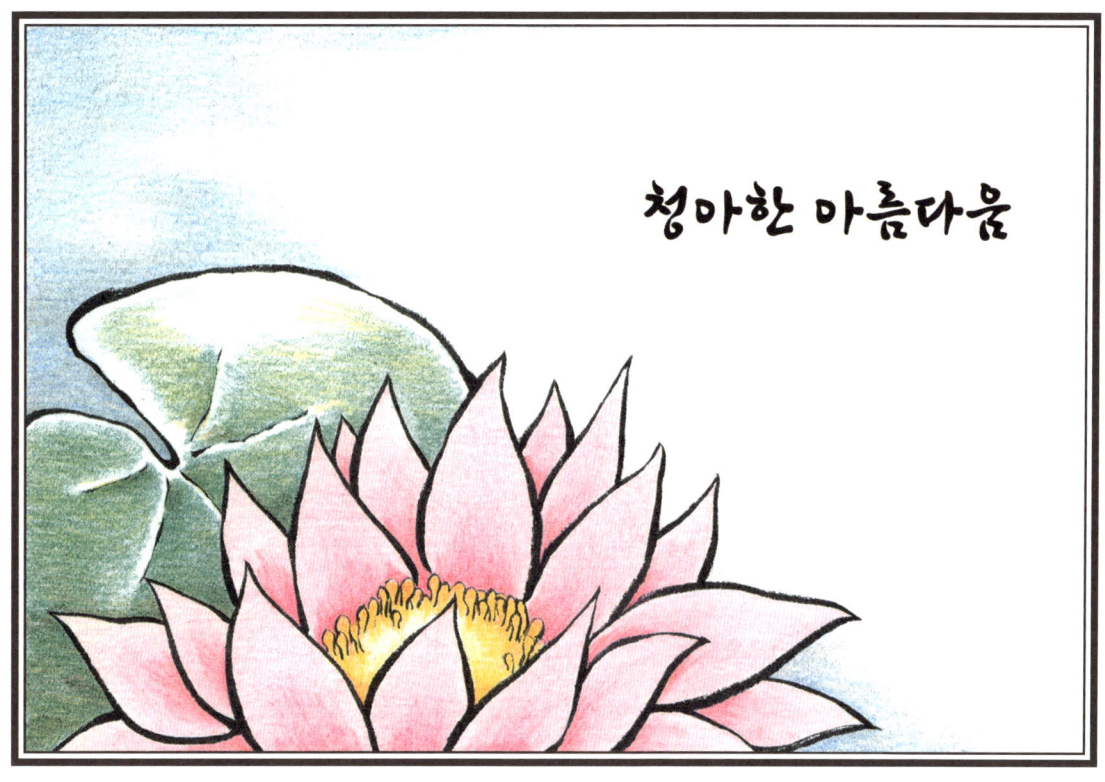

청아한 아름다움

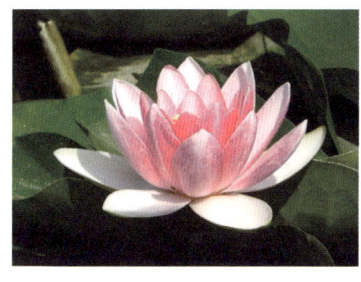

수련
수면에 떠서 피는 수련(睡蓮)은 연꽃과 비슷하다. 이름도 '잠자는 연꽃'이라는 뜻이다. 왜냐하면 저녁에 마치 잠자듯이 꽃잎을 닫기 때문이다.
개화 시기: 5~10월

수국

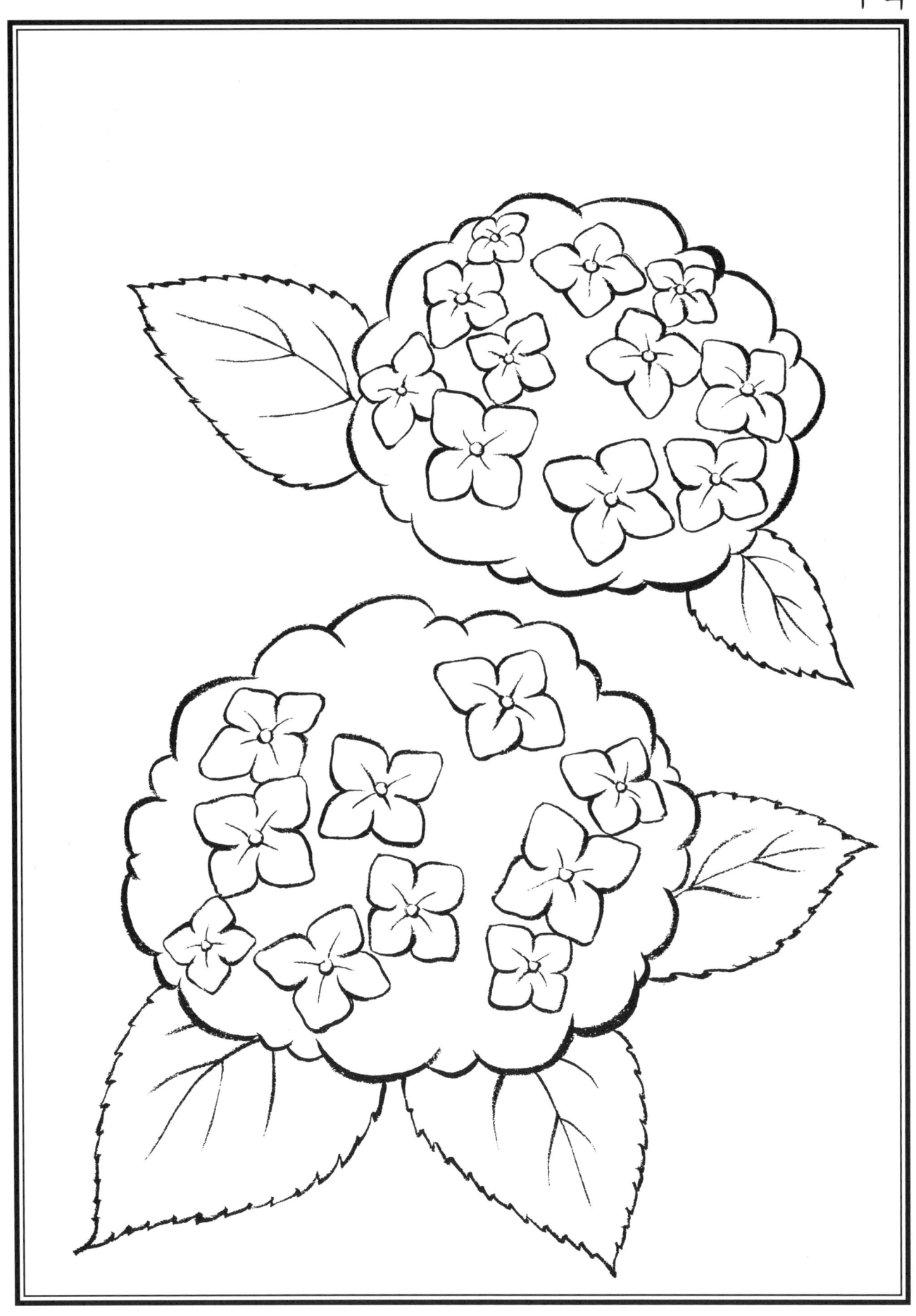

년   월   일   이름

수국 (엽서용)

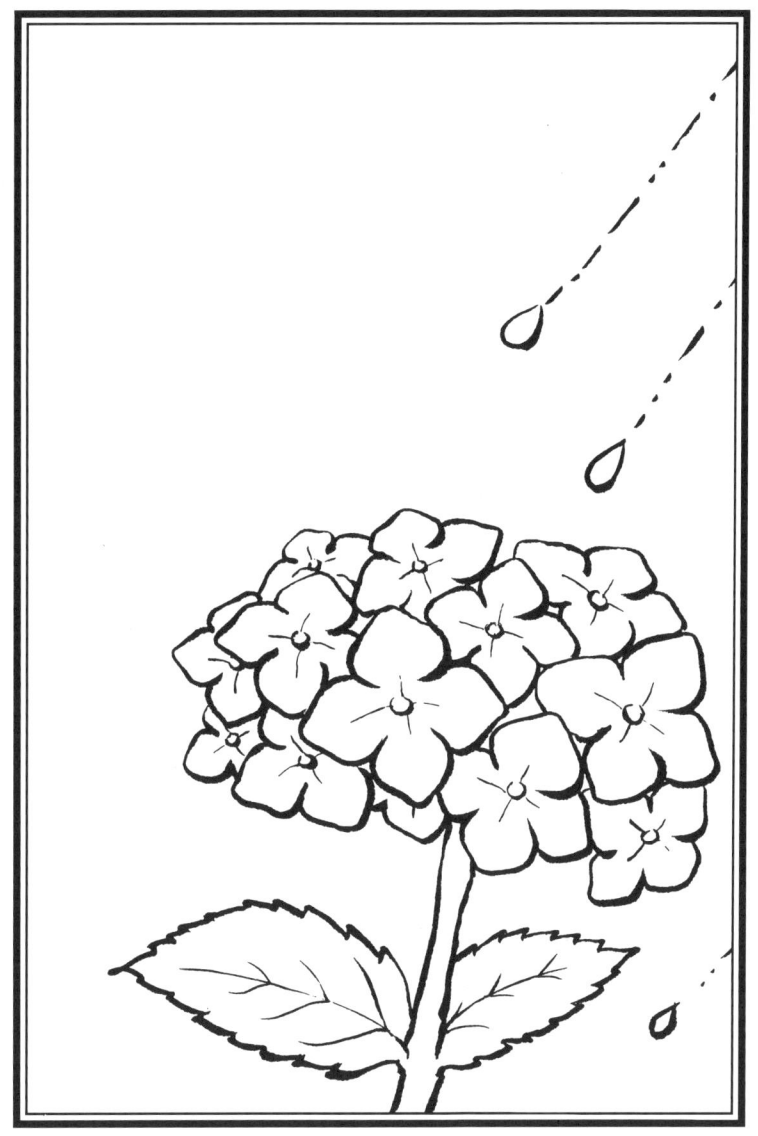

년   월   일   이름

수국

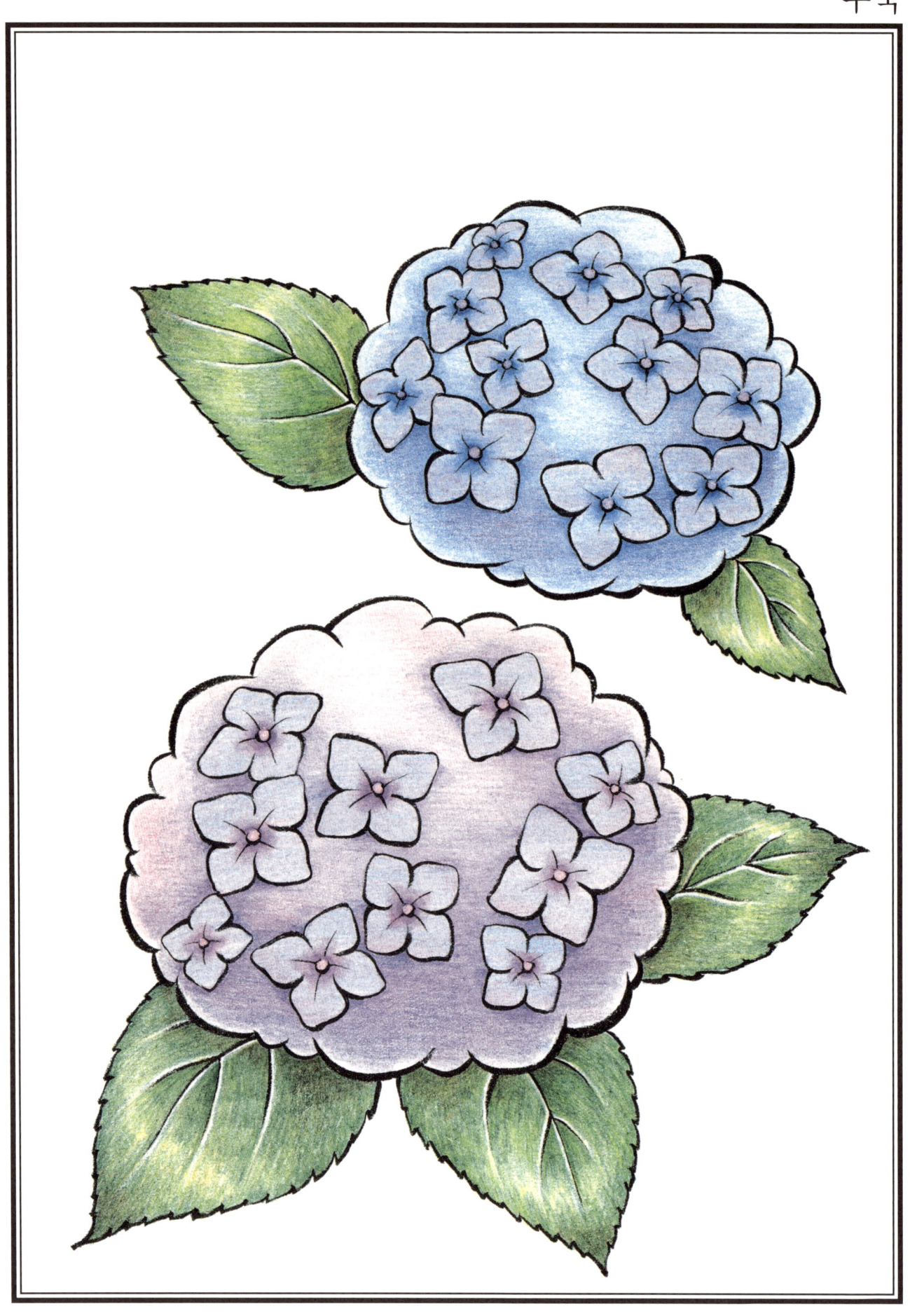

년   월   일   이름

관상용으로 많이 심고 뿌리는 약재로 사용된다. 장마철에 피는 수국의 색상은 그 토양의 산성도에 영향을 받는다. 산성이 강하면 파란색, 알칼리성이면 붉은색을 띤다. 자양화라고도 불린다.

수국 (엽서용)

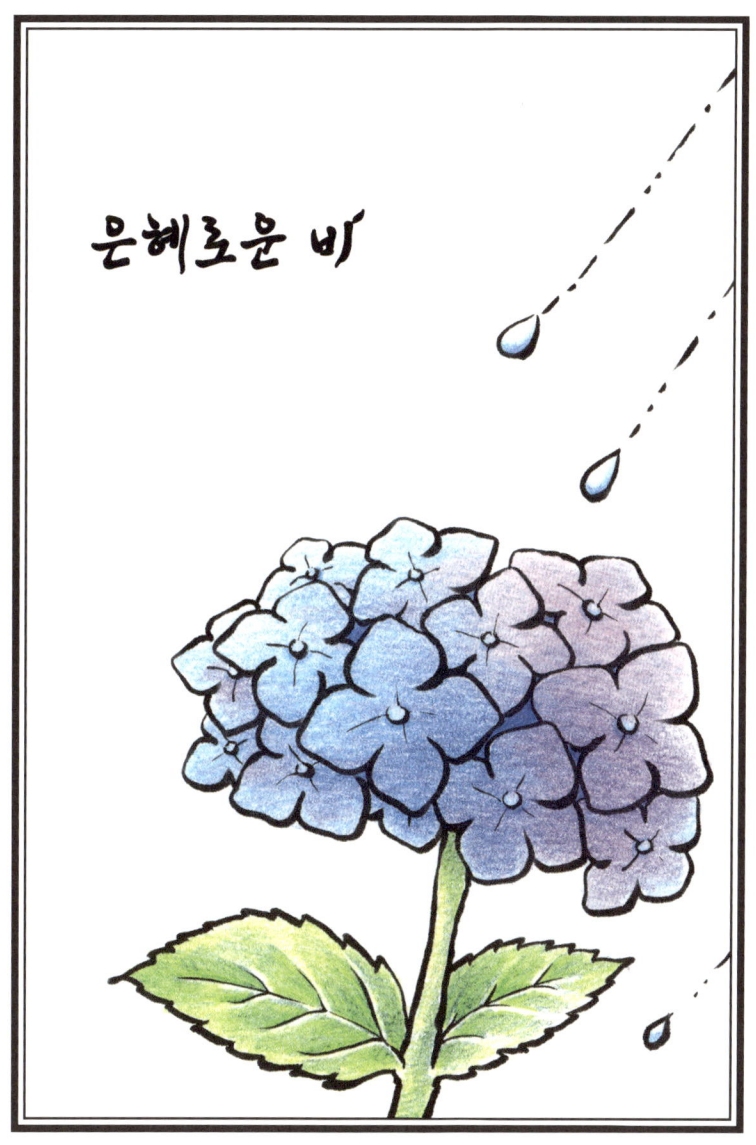

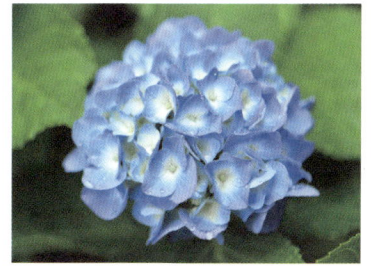

수국
관상용으로 많이 심고 뿌리는 약재로 사용된다. 장마철에 피는 수국의 색상은 그 토양의 산성도에 영향을 받는다. 산성이 강하면 파란색, 알칼리성이면 붉은색을 띤다. 자양화라고도 불린다.
개화 시기: 6~7월

나팔꽃

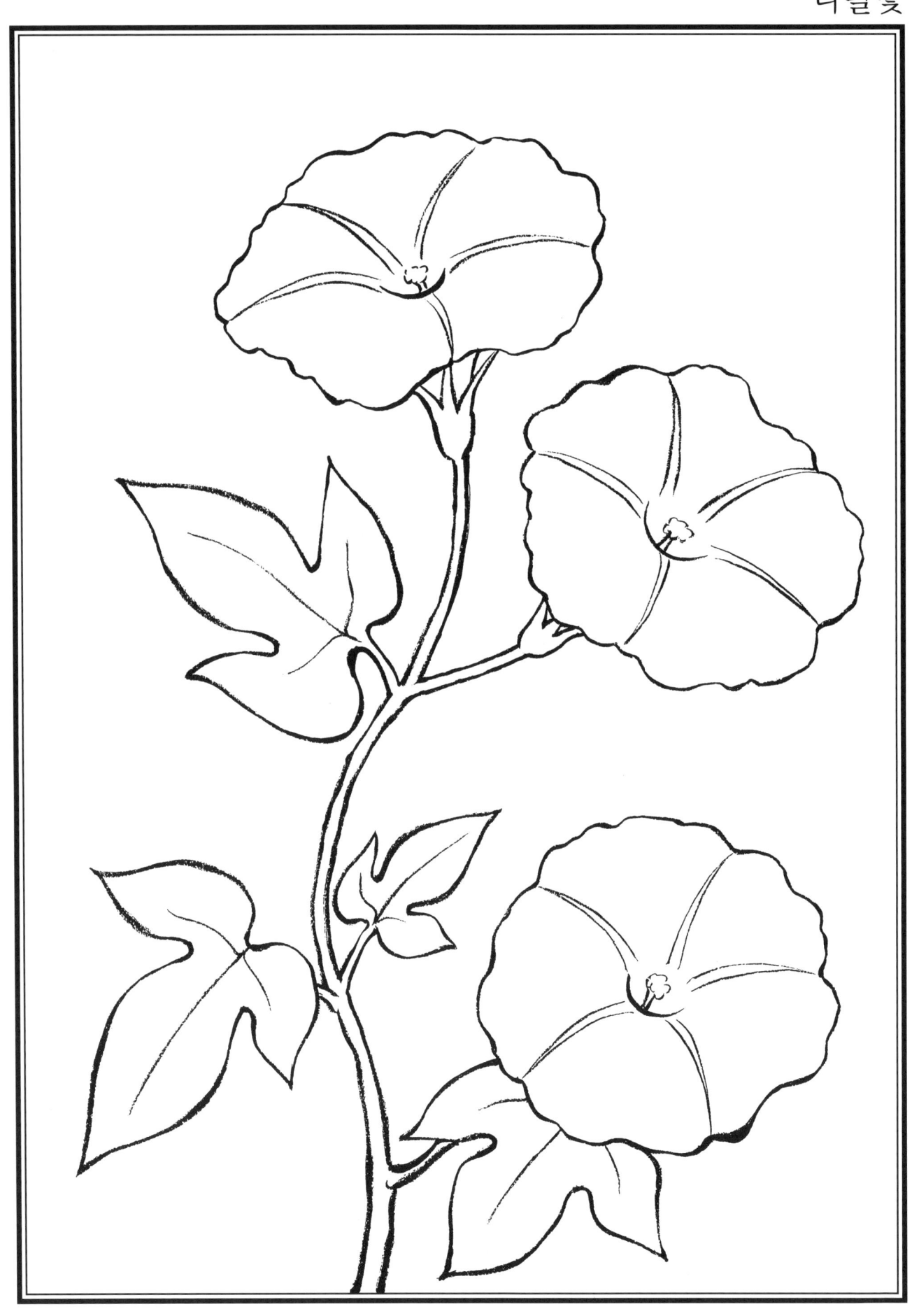

년   월   일   이름

나팔꽃 (엽서용)

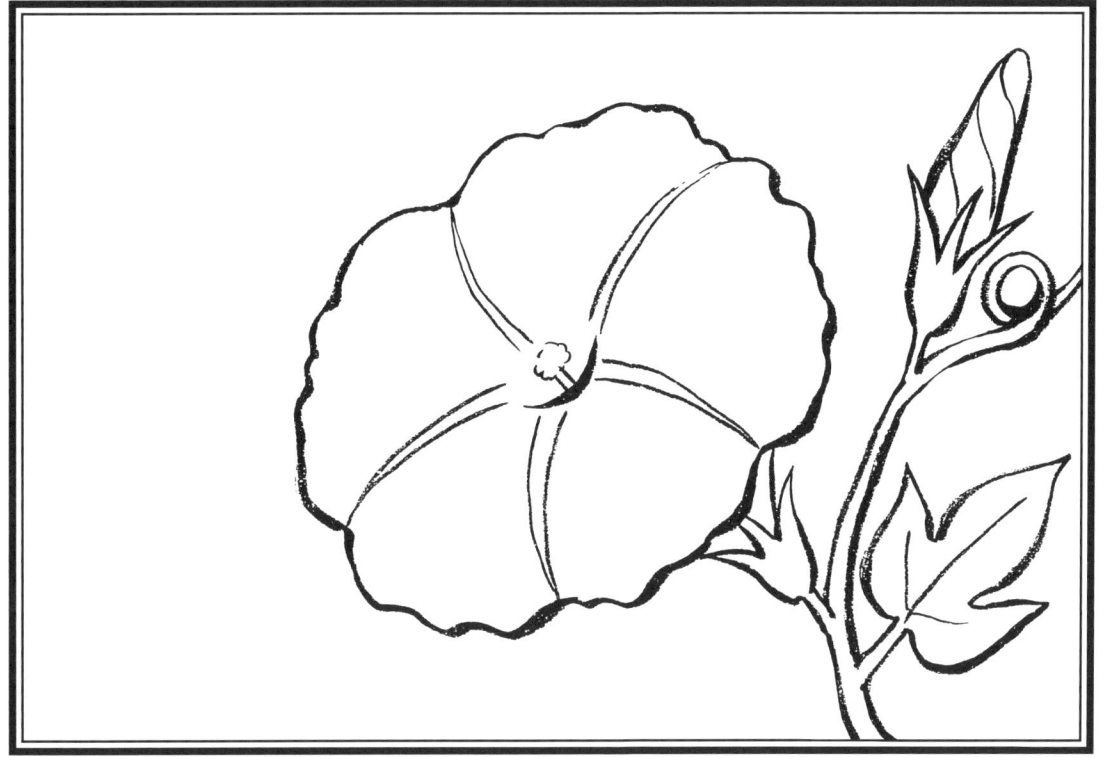

년   월   일   이름

나팔꽃

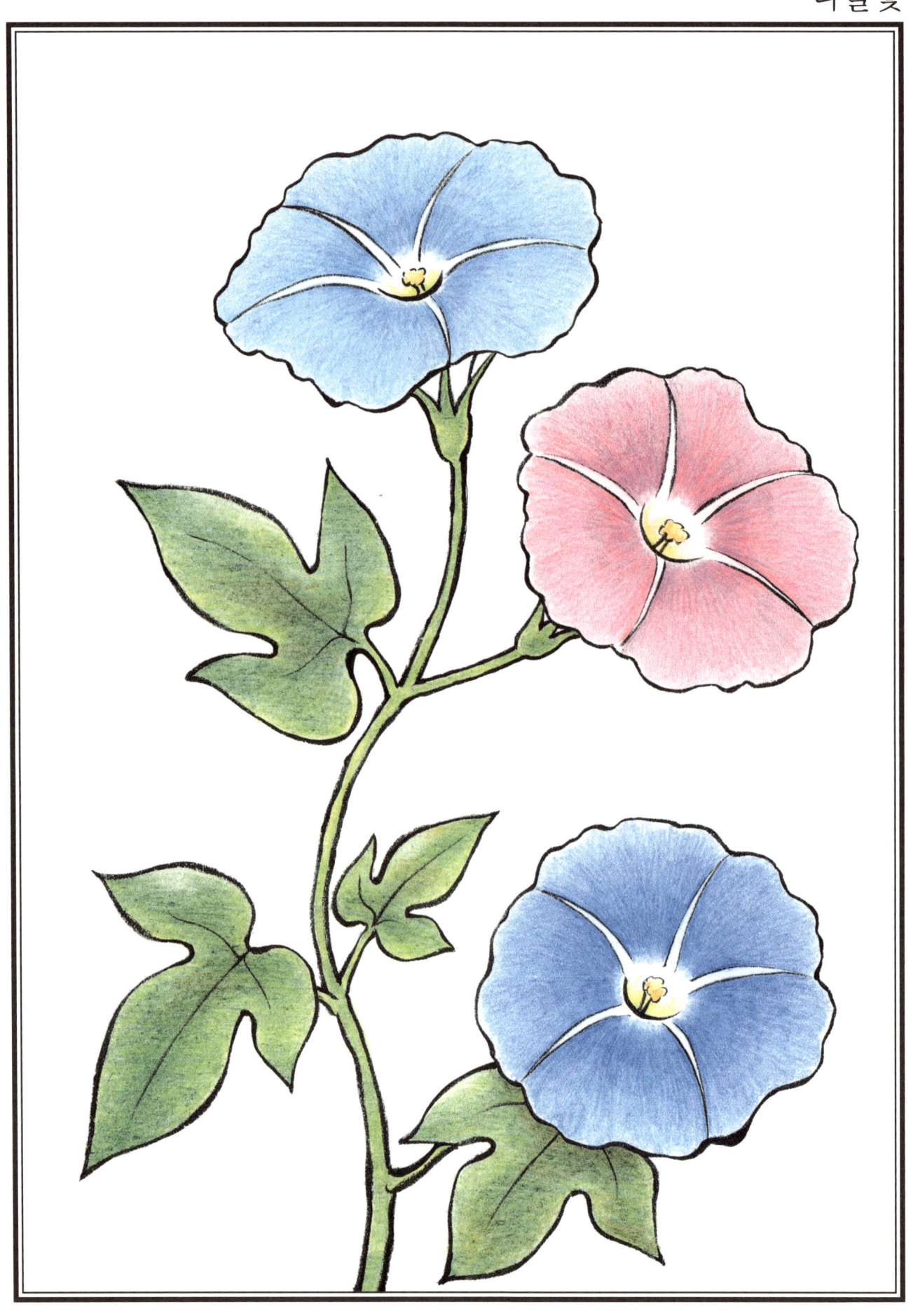

년 월 일 이름

나팔꽃 (엽서용)

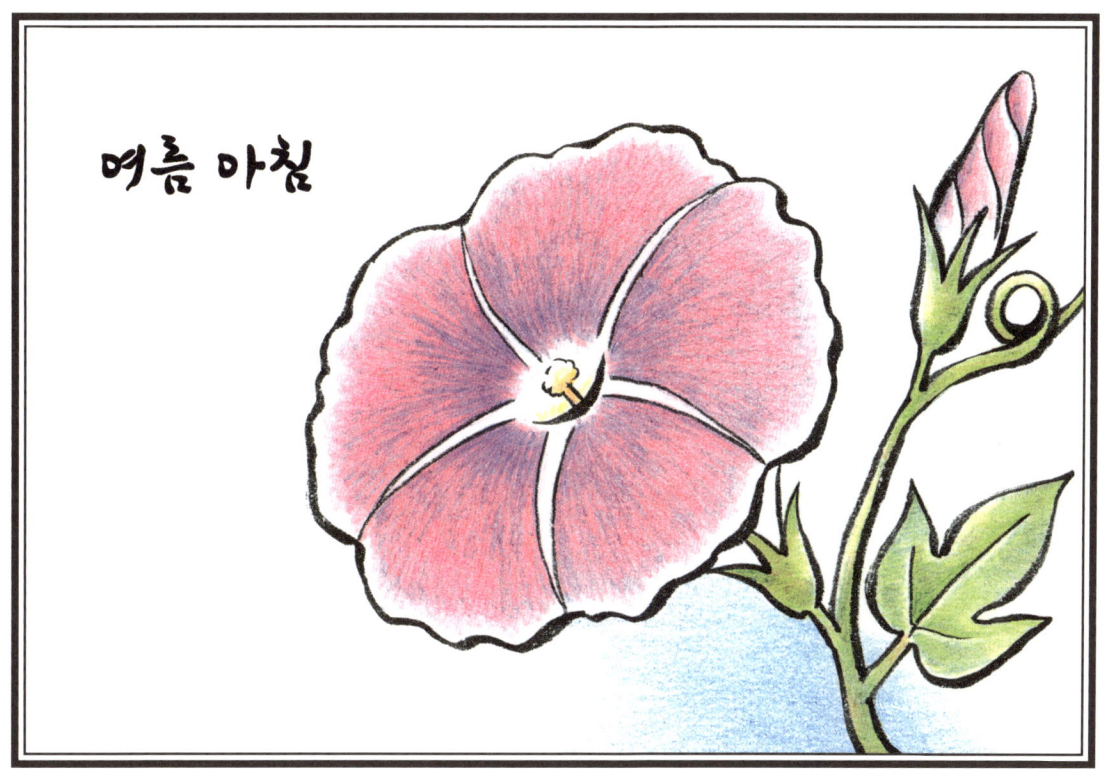

여름 아침

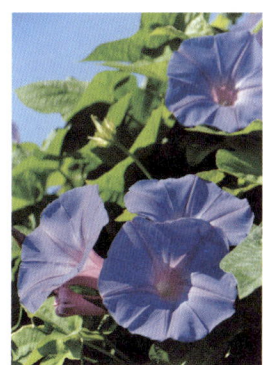

나팔꽃
예쁘게 핀 모습은 아침에만 볼 수 있어서 영어로는 morning glory 라고 한다. 일본어로는 아사가오(아침 얼굴)라고 한다. 관상용으로 심기도 하지만 농촌에서는 민들레와 마찬가지로 잡초 취급을 받는다.
개화 시기: 7~9월

히비스커스

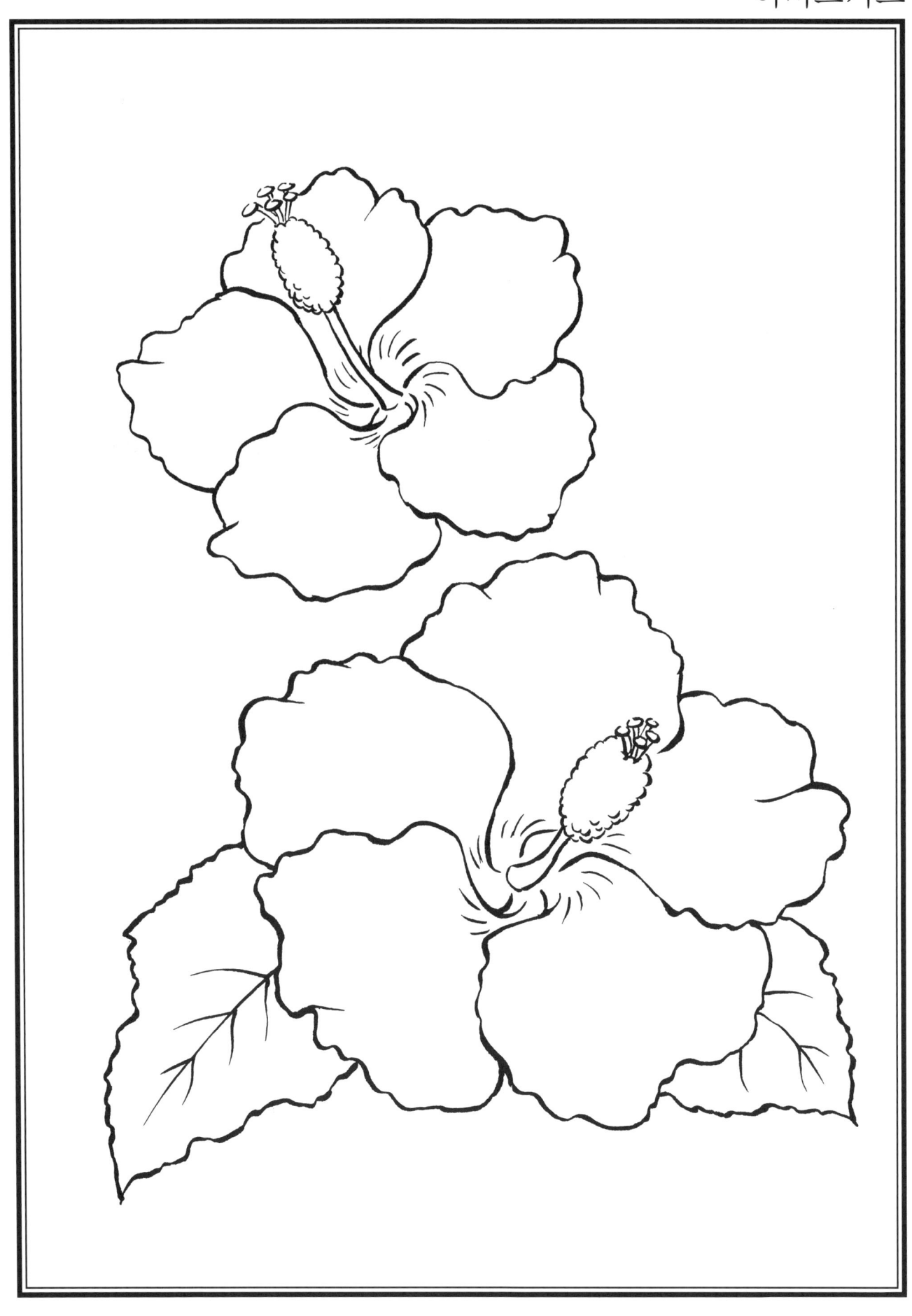

년   월   일   이름

히비스커스 (엽서용)

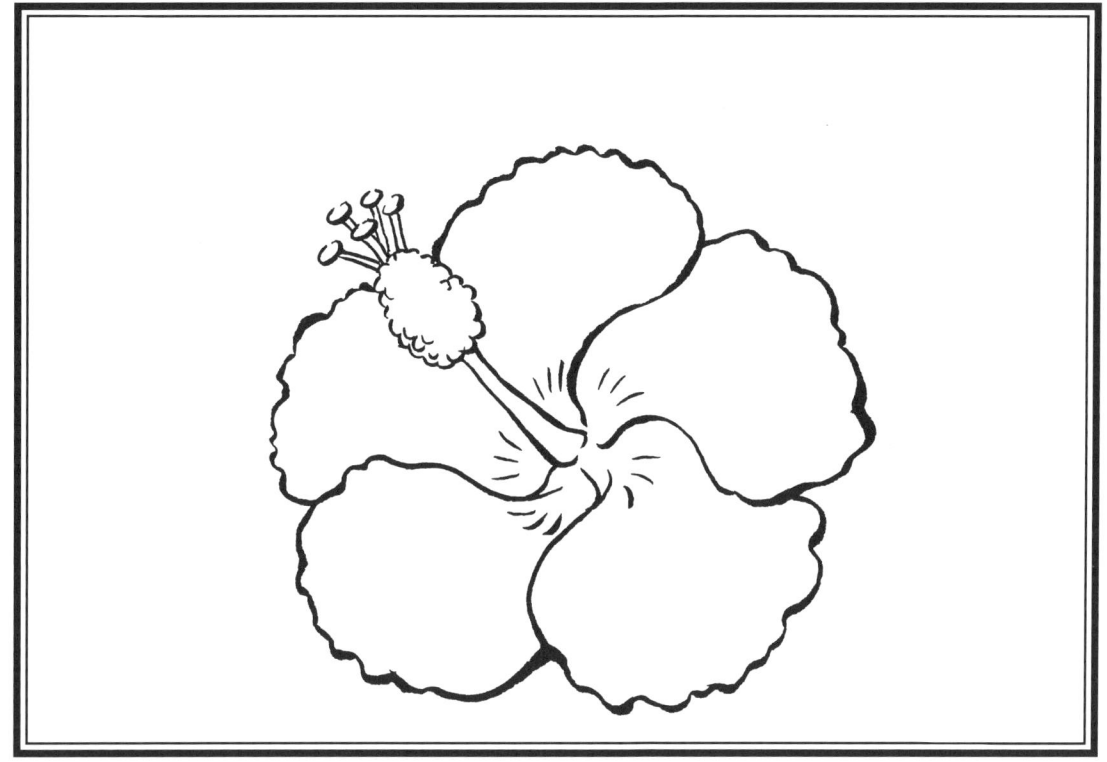

_____ 년   월   일   이름 _____

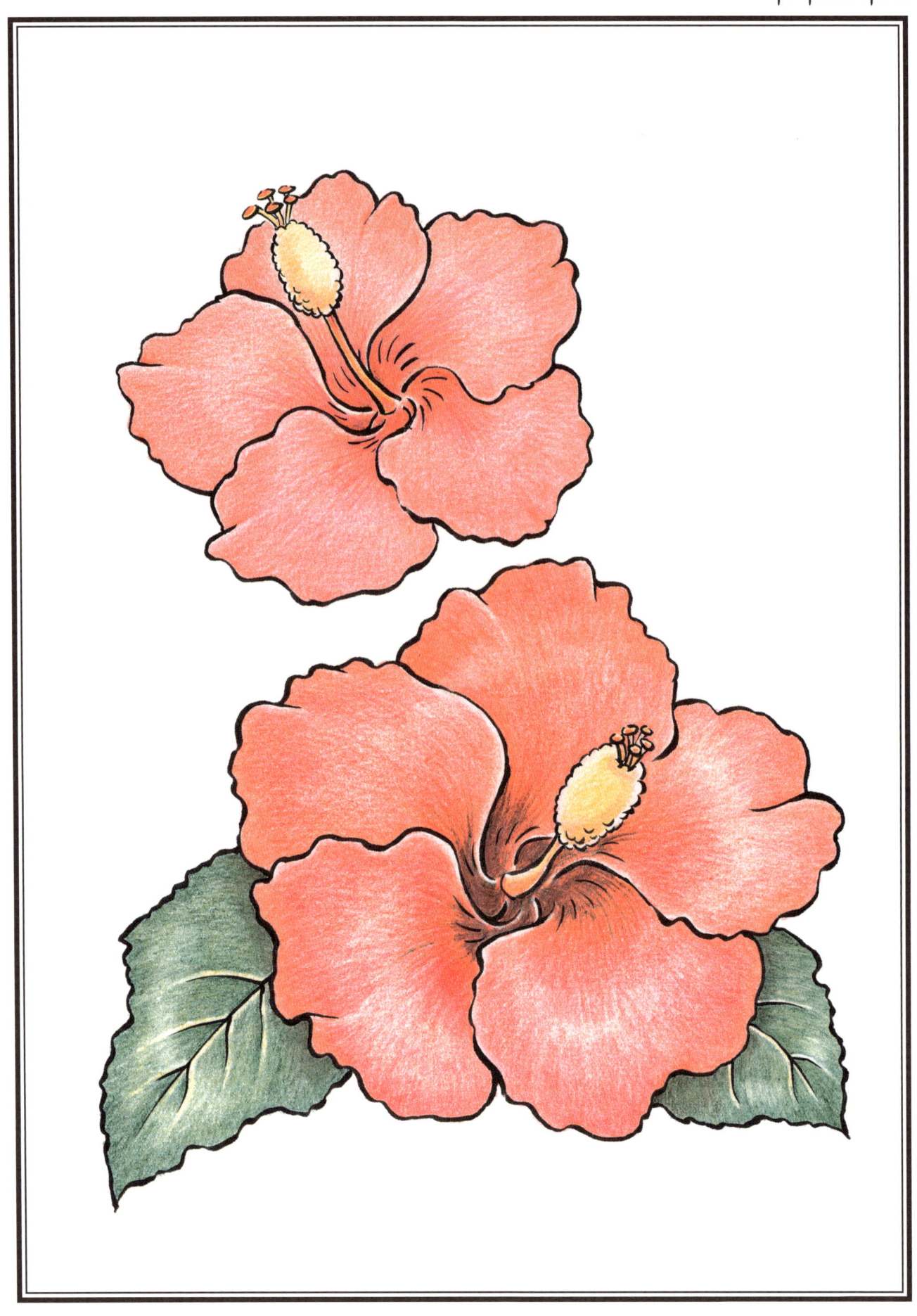

히비스커스

년   월   일   이름

히비스커스 (엽서용)

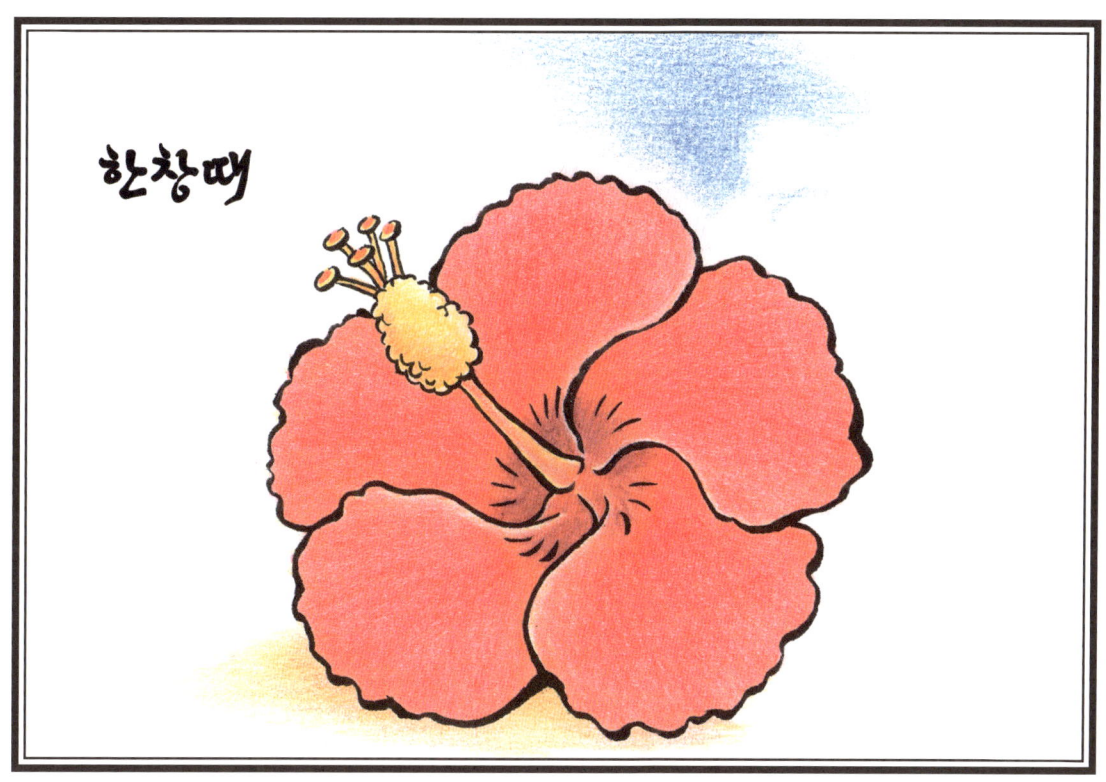

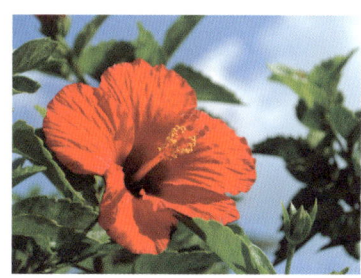

히비스커스
열대 꽃나무로 무궁화과의 일종이다.
미국 하와이주의 주화이기도 하다. 이
집트에서는 예로부터 이 꽃잎을 차로
마셨는데 건강에 매우 이롭다고 한다.
개화 시기:7~8월

해바라기

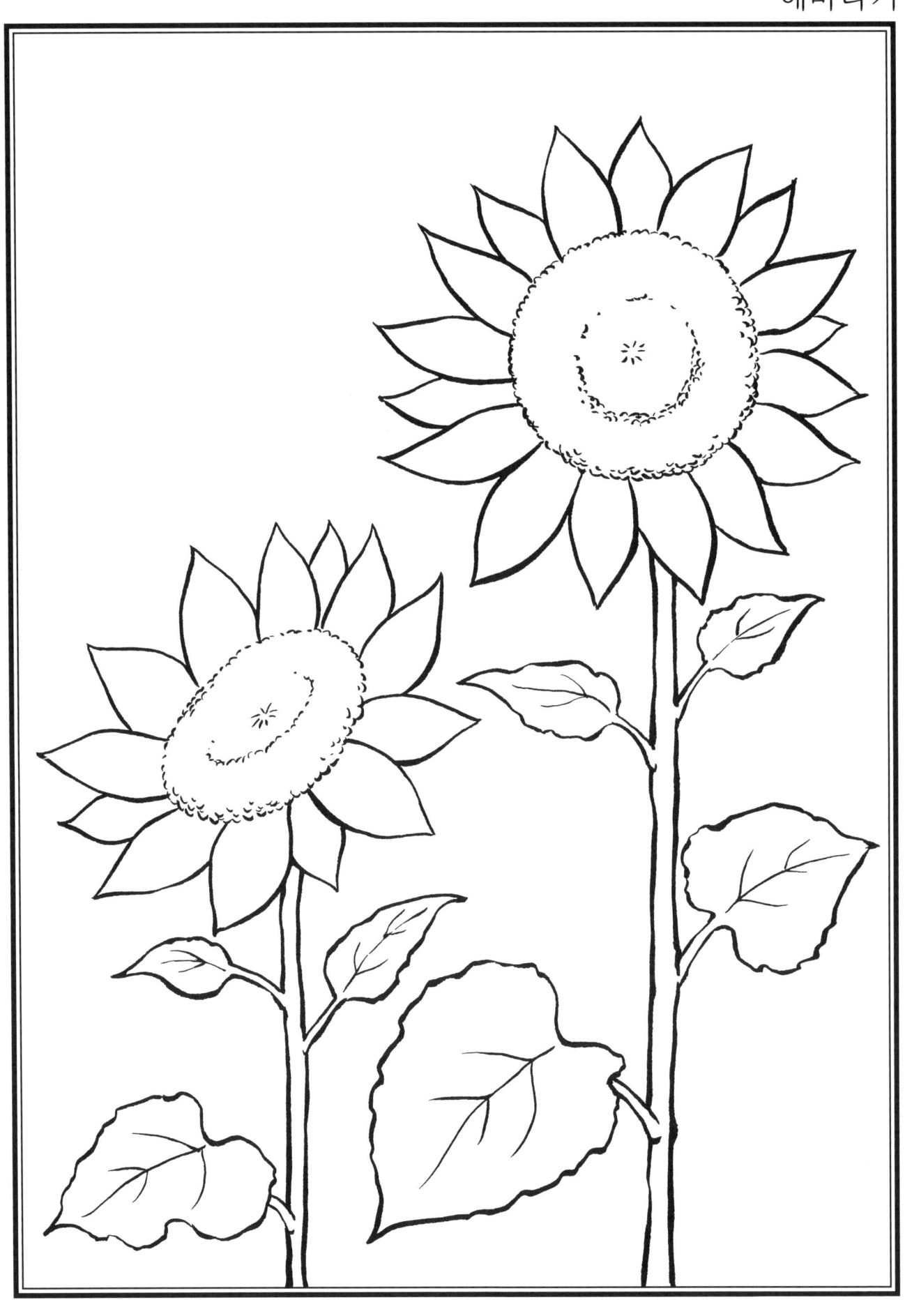

_____   년   월   일   이름

해바라기 (엽서용)

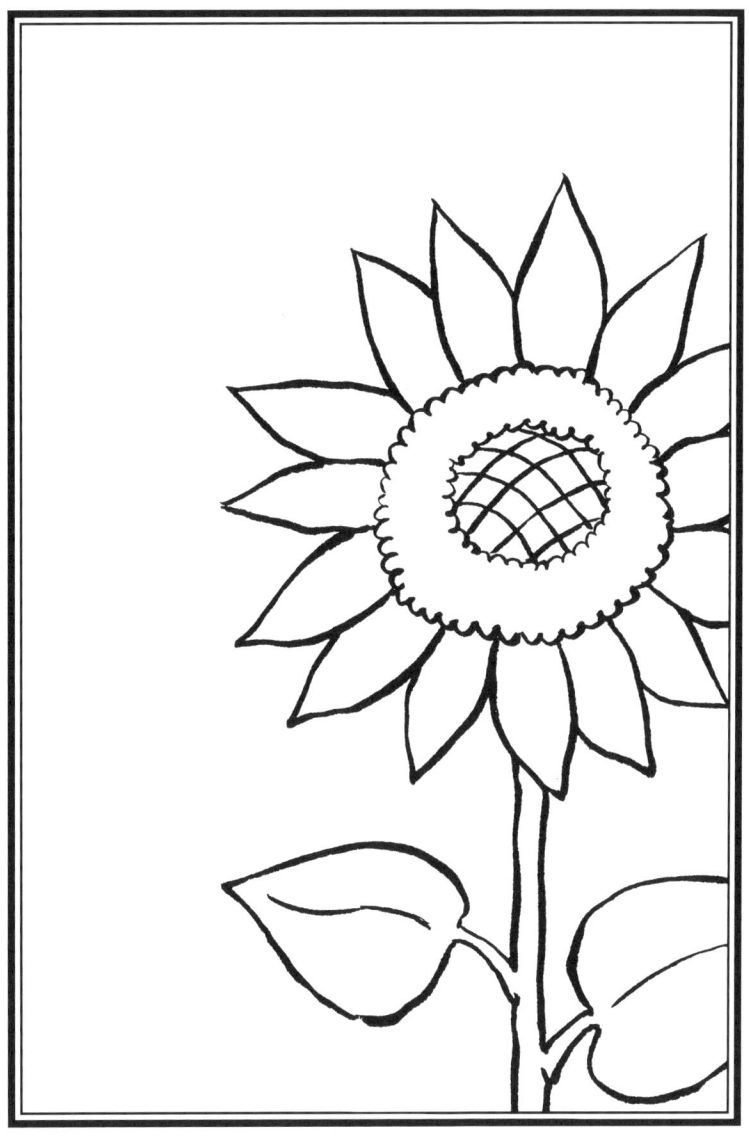

_____ 년   월   일   이름 _____

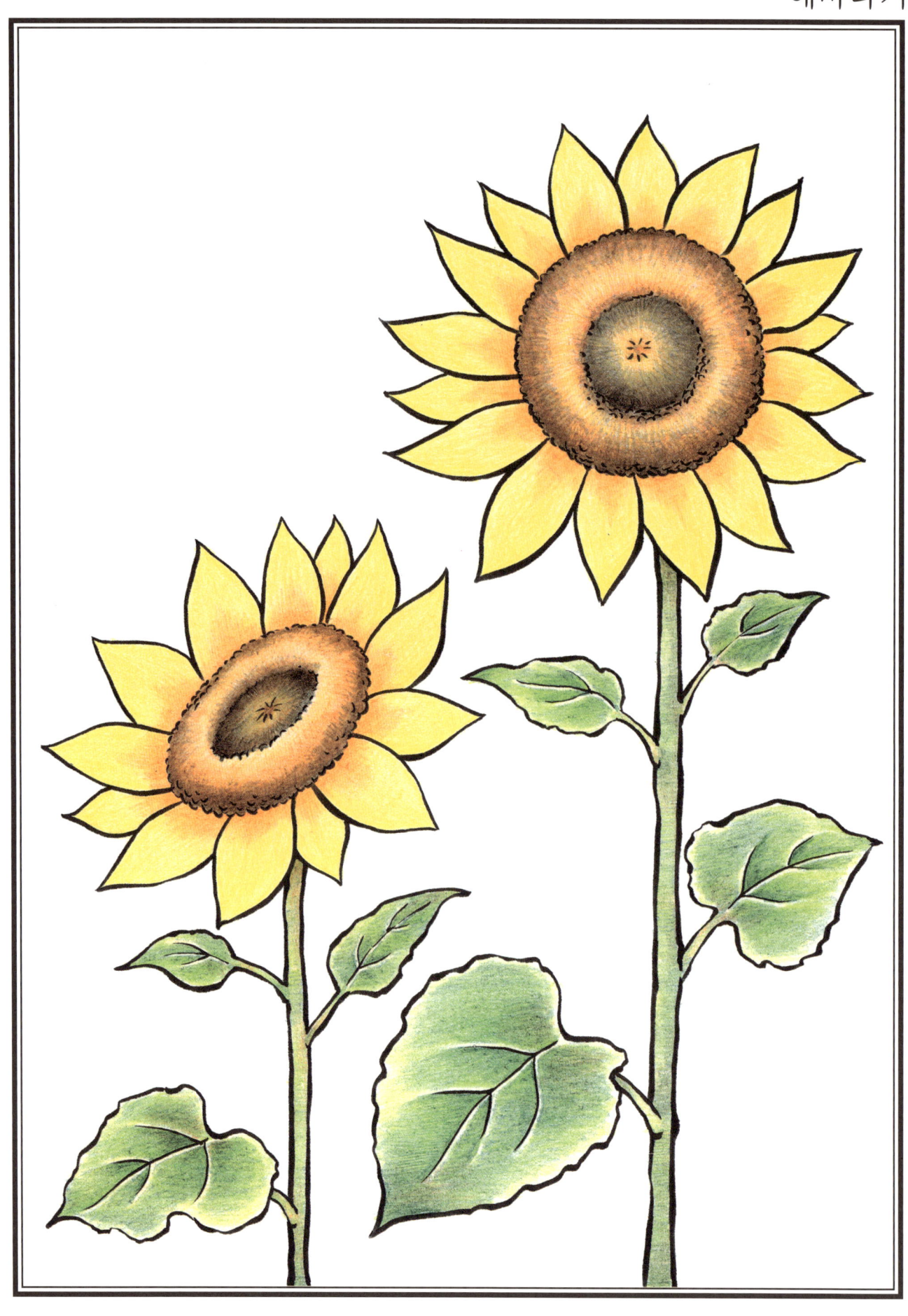

해바라기 (엽서용)

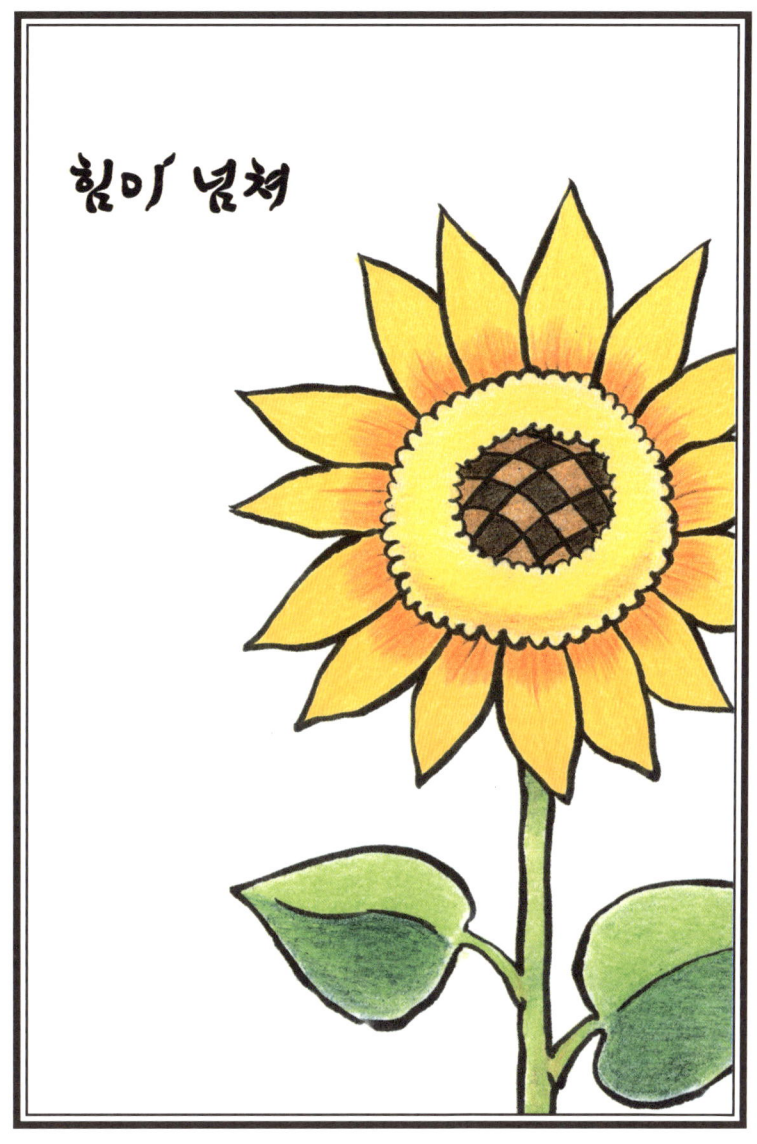

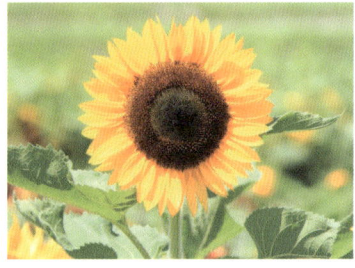

해바라기
색상이나 모양이 여름 태양을 연상시키는 꽃으로 에너지 넘치는 힘이 느껴진다. 해바라기라는 이름은 향일규(向日葵)라는 중국 명칭을 번역한 것이다. 그리고 러시아와 페루의 국화이다. 씨앗은 식용으로 쓴다.
개화 시기: 7~9월

그림엽서를 마음대로 그려보세요!

↓엽서 크기입니다.

모티브는 일상생활 안에 있습니다

· 계절을 알리는 꽃이나 새
· 행사에 관련된 풍물시
· 식탁의 풍경
· 여행의 추억 ……

주변의 사물에 눈을 돌려 마음이 가는 곳에서 그림엽서 세상이 시작됩니다. 감사하는 마음이나 기쁜 소식, 격려하는 마음, 일상적인 일들, 그림으로 말과 그때의 기분을 더해서 보내 보세요.

이 책에서 소개한 그림엽서입니다

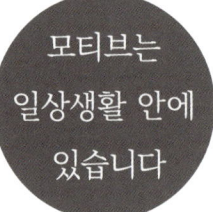
● 벚꽃

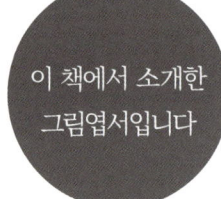
● 장미

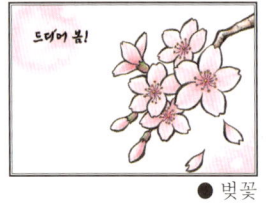

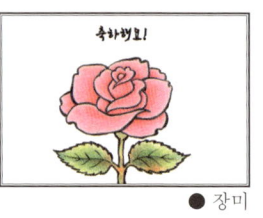
● 튤립

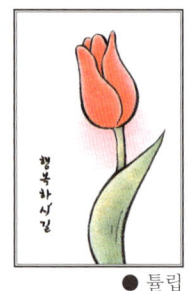
● 유채꽃

숫자는 월에 맞춰 적어 주세요
이 책의 그림엽서를 붙여도 됩니다
그린 그림을 붙이고 달력을 만들어 보세요

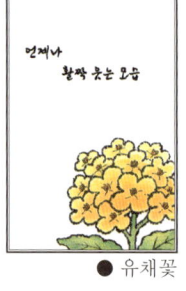
● 히아신스

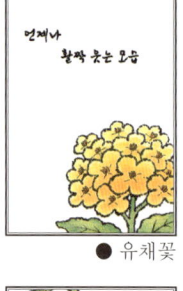
● 스위트피

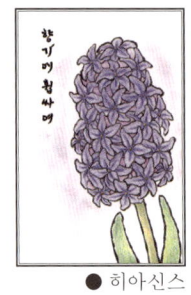
● 모란

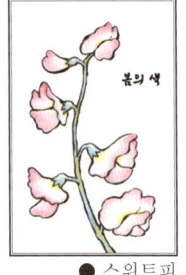
● 붓꽃

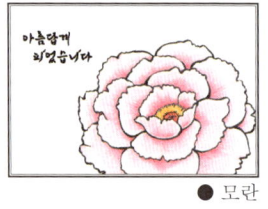
● 등나무

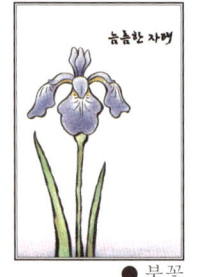
● 수련

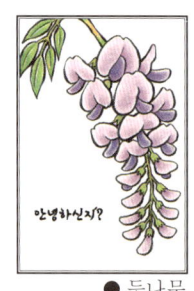
● 수국

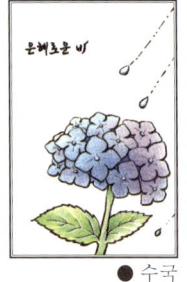
● 나팔꽃

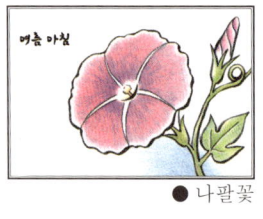
● 히비스커스

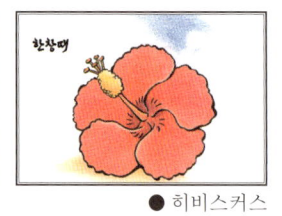
● 해바라기

_____월

일	월	화	수	목	금	토

쉬운 색칠 그림
봄에서 여름을 수놓는 꽃 편

초판 2쇄 발행 | 2023년 8월 14일

지은이 | 시노하라 키쿠노리(篠原菊紀)
디자인 | 최경은
제　작 | 선경프린테크
펴낸곳 | Vitamin Book
펴낸이 | 박영진

등　록 | 제318-2004-00072호
주　소 | 07251 서울특별시 영등포구 영신로 40길 18 윤성빌딩 405호
전　화 | 02) 2677-1064
팩　스 | 02) 2677-1026
이메일 | vitaminbooks@naver.com

© 2022 Vitamin Book

ISBN 979-11-89952-74-7 (14650)
　　　　979-11-89952-70-9 (세트)

잘못 만들어진 책은 바꿔 드립니다.

어르신 레크레이션 북 시리즈

뇌 훈련·간병 예방에 도움되는
쉬운 색칠 그림

색칠하기 쉬운! 심플한 그림!

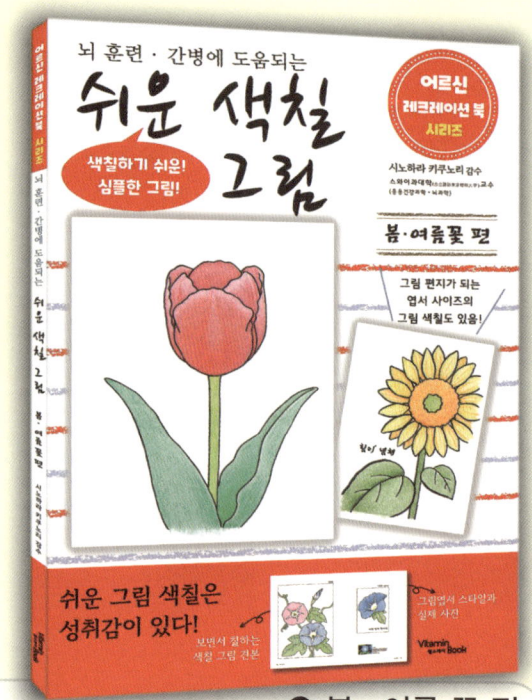

❶ 봄·여름 꽃 편

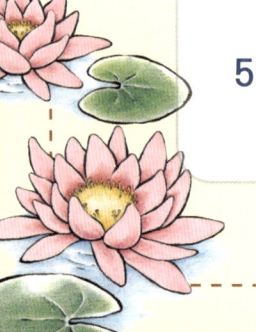

1 봄·여름 꽃 편
매화·튤립·진달래 등 마음에 드는 그림을 골라 색칠을 해 보세요.

2 가을·겨울 꽃 편
도라지·코스모스·동백·수선화 등 가을·겨울 꽃이 색칠을 하면 그대로 그림엽서가 됩니다.

3 야채 편
토마토·피망·가지·단호박 등 야채의 특징과 효능, 읽을거리들을 사진과 함께 첨부했고, 많이 출하되는 시기도 소개했습니다.

4 봄에서 여름을 수놓는 꽃 편
벚꽃·장미·해바라기 등 봄·여름 개화 순서로 나열되어 처음부터 색칠해도 좋아요.

5 과일 편
딸기·매실·바나나·수박 등 제철 순서로 나열했고, 맛있는 계절도 소개했습니다.

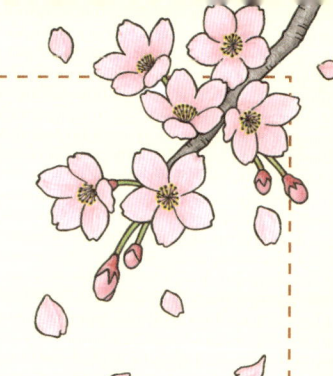

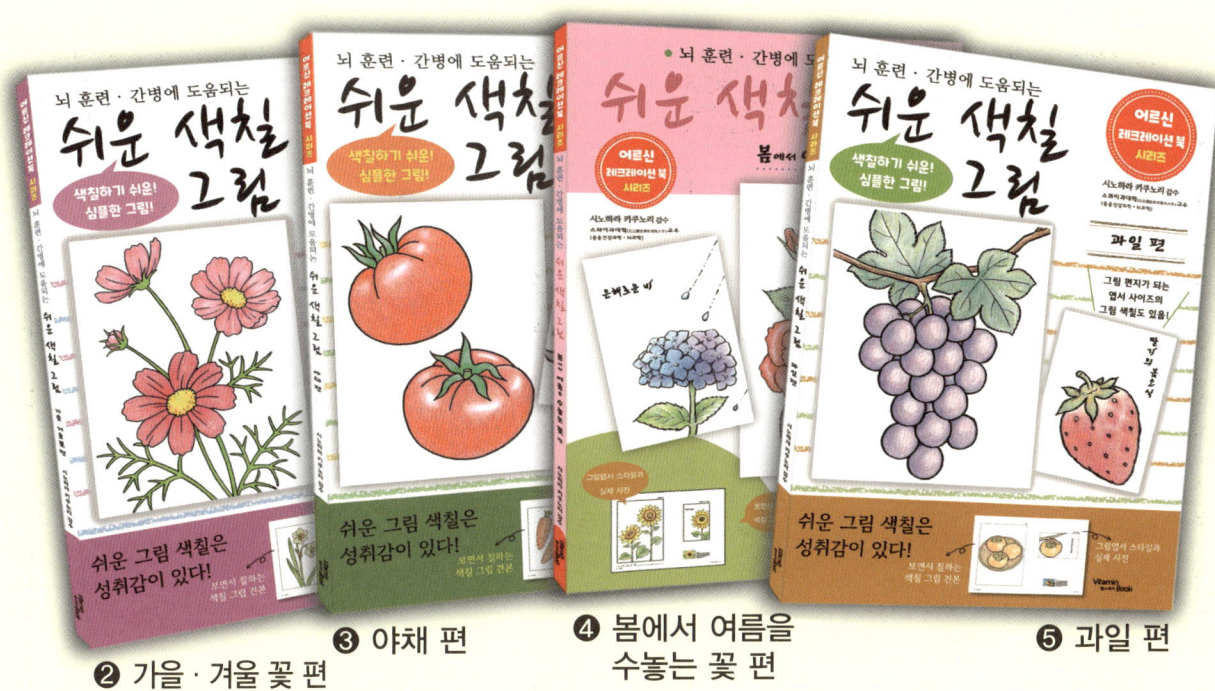

❷ 가을·겨울 꽃 편   ❸ 야채 편   ❹ 봄에서 여름을 수놓는 꽃 편   ❺ 과일 편

이 책의 특징

그림 색칠하기
복사해 사용하면 여러 번 사용할 수 있습니다. 완성한 날짜와 이름을 적어놓으면 기념이 됩니다.

그림엽서 색칠하기
색칠을 하면 그대로 그림엽서가 되는 사이즈입니다. 짧은 글을 적어 봅시다.

사진과 특징
해설과 사진을 첨부했고 꽃·야채·과일의 특징과 개화 시기, 읽을거리가 있어서 더욱 즐겁게 색칠할 수 있습니다.

채색 견본
견본을 보면서 똑같이 색칠해 봅시다. 물론 자기만의 색깔로 칠해도 됩니다.
손쉽게 세밀한 부분도 칠하기 위해서 색연필을 권합니다. 이 책에서는 24색 색연필을 사용했습니다. 여러 가지 도구로 색칠하는 방법을 즐겨보십시오.

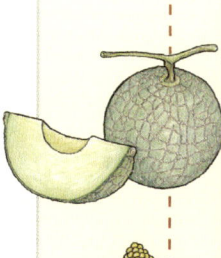
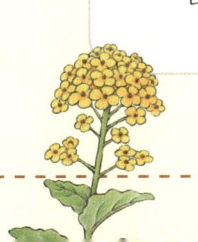
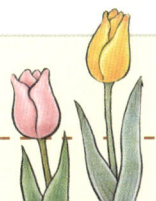
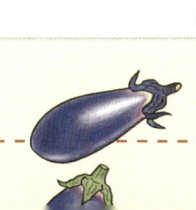
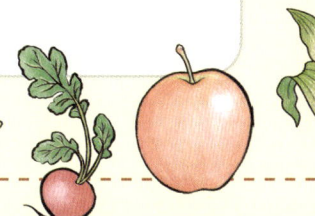
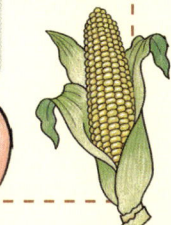

어르신 레크레이션 북 시리즈

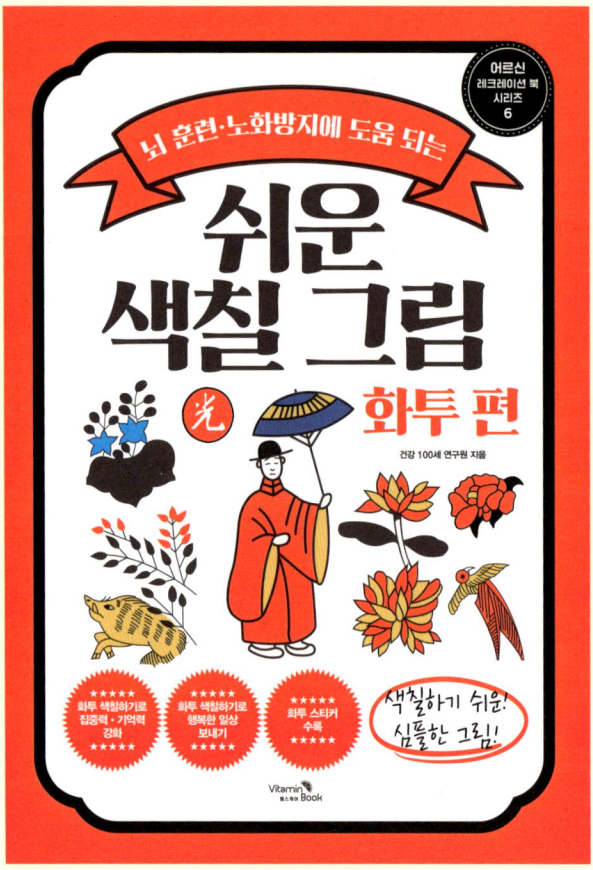
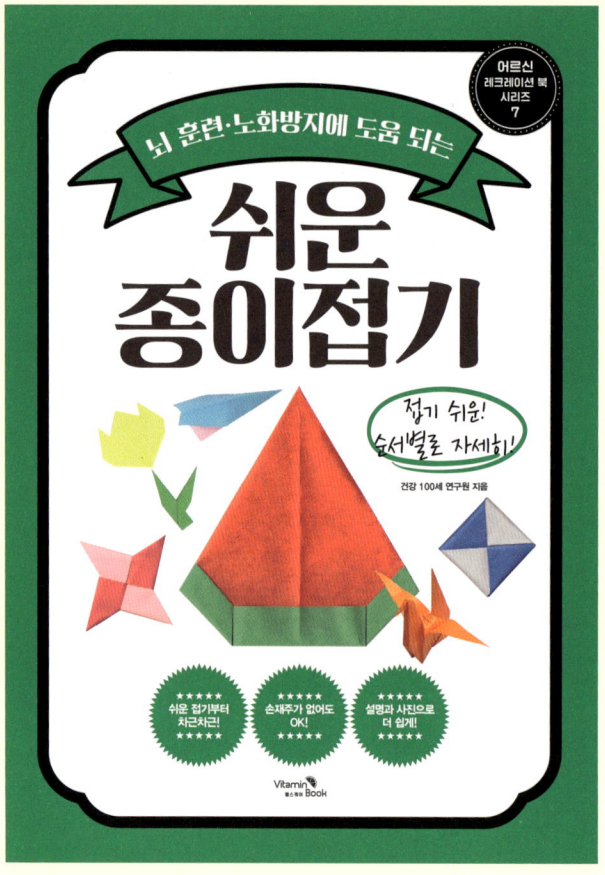

화투는 1월부터 12월까지 1년 열두 달에 해당하는 그림이 각각 4장씩 48장으로 구성되어 있는데 이 책에서는 여러 가지 색상으로 칠할 수 있는 그림을 골라 실었습니다.

1월 송학松鶴, 2월 매조梅鳥, 3월 벚꽃, 4월 흑싸리, 5월 난초蘭草, 6월 모란, 7월 홍싸리, 8월 공산空山, 9월 국진, 10월 단풍, 11월 오동, 12월 비 등

쉽고 간단한 접기를 시작으로, 어렸을 때 한번쯤 접어 보았음직한 것들을 위주로 구성.

너무 어려운 것은 제외하고 간단한 접기에서부터 중간 단계의 것을 모아, 접는 방법을 자세히 설명.
헷갈리기 쉽고 어려운 부분은 사진으로 한번 더 설명했으니 서두르지 말고 설명에 따라 정확하게 접어 보세요.

이 책의 특징

화투 그림의 의미
1월부터 12월까지 월별로 각 그림에 담긴 의미를 자세히 설명.

화투 그림 색칠 순서
처음부터 색칠해도 좋고 마음에 드는 그림을 골라 색칠해도 좋습니다.

화투 스티커 붙이기
화투 그림의 전체 모양을 생각하며, 각 스티커의 모양과 색깔을 유추해내고 순서에 맞게 붙입니다.